Dr. med. Harro Jenss / Prof. Dr. med. Franz Hartmann

# Wirksame Hilfe bei Morbus Crohn und Colitis ulcerosa

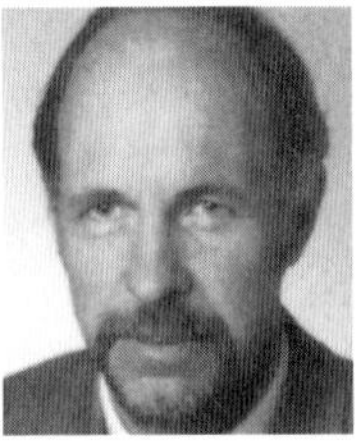

*Harro Jenss*, Dr. med., geboren 1948 in Norden, Ostfriesland, seit 1988 Oberarzt an der Medizinischen Universitätsklinik Tübingen, Internist und Gastroenterologe, betreute viele Jahre die Ambulanz/Sprechstunde für Patienten mit chronisch entzündlichen Darmerkrankungen (Crohn-Sprechstunde). Seit 1. 1. 1994 Chefarzt der Abteilung Innere Medizin am Krankenhaus-Spitalfond, Waldshut-Tiengen.

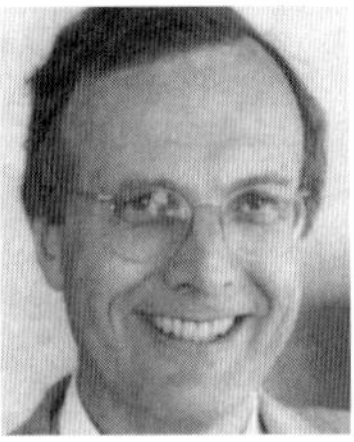

*Franz Hartmann*, Prof. Dr. med., geboren 1947 in Zwiefalten, Kreis Reutlingen. Forschungsaufenthalt an der Med. School der University of California, San Francisco, Internist und Gastroenterologe, lange Jahre Oberarzt an der Medizinischen Universitätsklinik Tübingen, seit 1990 Chefarzt und ärztlicher Direktor der Katharina-Kasper-Kliniken (St. Marien-Krankenhaus) in Frankfurt/M.

Dr. med. Harro Jenss
Prof. Dr. med. Franz Hartmann

# Wirksame Hilfe bei Morbus Crohn und Colitis ulcerosa

Ein Ratgeber für Patienten mit chronisch entzündlichen Darmerkrankungen

6., überarbeitete Auflage

TRIAS

*Bibliografische Information der Deutschen Bibliothek*
Die Deutsche Bibliothek verzeichnet diese Publikation in der Deutschen Nationalbibliografie; detaillierte bibliografische Daten sind im Internet über http://dnb.ddb.de abrufbar

Leserservice:

Wenn Sie Fragen oder Anregungen zu diesem Buch haben, schreiben Sie uns:
TRIAS Verlag
Postfach 30 05 04
70445 Stuttgart
Oder besuchen Sie uns im Internet unter:
www.trias-gesundheit.de

Anschriften der Autoren:
Dr. med. Harro Jenss
Krankenhaus-Spitalfond
Abt. Innere Medizin
Kaiserstr. 93–95
79761 Waldshut-Tiengen
h.jenss@gmx.de

Prof. Dr. med. Franz Hartmann
St. Marien-Krankenhaus
Medizinische Klinik
Richard-Wagner-Str. 14
60318 Frankfurt am Main
F.Hartmann@em.uni-Frankfurt.de

Umschlaggestaltung:
Cyclus · Visuelle Kommunikation, Stuttgart
Abbildung vorn: Mauritius
Abbildung hinten: Photo Disc

Die 1.–3. Auflage erschien bei
R. Piper GmbH & Co. KG, München,
Chapman & Hall GmbH, Weinheim
unter dem Titel Morbus Crohn und Colitis ulcerosa


Oswald-Hesse-Str. 50, 70469 Stuttgart
Satz: Fotosatz H. Buck, Kumhausen
Druck: Druckhaus Beltz, Hemsbach

ISBN 3-8304-3067-1 2 3 4 5 6

**Wichtiger Hinweis:**
Wie jede Wissenschaft ist die Medizin ständigen Entwicklungen unterworfen. Forschung und klinische Erfahrung erweitern unsere Erkenntnisse, insbesondere was Behandlung und medikamentöse Therapie anbelangt. Soweit in diesem Werk eine Dosierung oder eine Applikation erwähnt wird, darf der Leser zwar darauf vertrauen, dass Autoren und Verlag große Sorgfalt darauf verwandt haben, dass diese Angabe **dem Wissensstand bei Fertigstellung des Werkes** entspricht.
Für Angaben über Dosierungsanweisungen und Applikationsformen kann vom Verlag jedoch keine Gewähr übernommen werden. **Jeder Benutzer ist angehalten,** durch sorgfältige Prüfung der Beipackzettel der verwendeten Präparate und gegebenenfalls nach Konsultation eines Spezialisten festzustellen, ob die dort gegebene Empfehlung für Dosierungen oder die Beachtung von Kontraindikationen gegenüber der Angabe in diesem Buch abweicht. Eine solche Prüfung ist besonders wichtig bei selten verwendeten Präparaten oder solchen, die neu auf den Markt gebracht worden sind. **Jede Dosierung oder Applikation erfolgt auf eigene Gefahr des Benutzers.** Autoren und Verlag appellieren an jeden Benutzer, ihm etwa auffallende Ungenauigkeiten dem Verlag mitzuteilen.

# Vorwort

Die erste Begegnung mit der Diagnose »Morbus Crohn« oder »Colitis ulcerosa« löst bei den Betroffenen Unsicherheit, Angst und große Sorge aus, zumal für sie zunächst völlig unbekannt ist, was sich hinter diesen Krankheitsbezeichnungen verbirgt. Dieses Buch soll den Betroffenen helfen, eine erste Orientierung zu finden.

Beschreibungen über entzündliche Krankheiten des Dünn- und Dickdarmes gab es lange, bevor die verschiedenen Erscheinungs- und Verlaufsformen gegeneinander abgegrenzt werden konnten und die Erkrankungen ihren heute gebräuchlichen Namen erhielten. 1859 wurde der Begriff »ulzerative Kolitis« eingeführt und 1932 haben B. Crohn und Mitarbeiter eine weitere chronisch entzündliche Darmerkrankung als eigenständiges Krankheitsbild beschrieben. Heute weiß man, dass es sich nicht nur um eine Erkrankung des Magen-Darm-Traktes handelt, sondern dass Krankheitserscheinungen auch außerhalb des Dünn- und Dickdarmes auftreten können, z. B. an der Haut, an den Augen und an den Gelenken. Die Ursache beider Krankheiten ist bisher nicht bekannt; über die Abläufe, die in der Darmschleimhaut die entzündlichen Veränderungen bewirken, gibt es vor allem in den letzten Jahren eine Fülle von Informationen und neuen Erkenntnissen.

Wenn durch geeignete Untersuchungen die Diagnose gestellt ist, drängen sich viele Fragen auf:

- Was bedeutet diese Erkrankung für den Einzelnen?
- Welchen Verlauf nimmt sie? Welche Komplikationen können auftreten?
- Ist eine Heilung möglich? Was bedeutet überhaupt der Begriff »chronisch entzündliche Darmerkrankung«?

- Wie häufig kommen diese Erkrankungen vor? Werden sie vererbt?
- Welche Behandlungsmöglichkeiten stehen zur Verfügung? Welche Medikamente müssen eingesetzt werden? Gibt es spezielle Diäten oder Ernährungsrichtlinien?
- Welchen Stellenwert hat die chirurgische Behandlung? Wann kommt diese in Betracht und was bedeutet eine Operation für den Betroffenen? Wie ist der Verlauf der Erkrankung nach der Operation?
- Wie ist die Lebensqualität, wenn man an einem Morbus Crohn oder einer Colitis ulcerosa erkrankt ist?
- Bestehen bei diesen Erkrankungen Einwände gegen eine Schwangerschaft?
- In welcher Weise müssen die Betroffenen ihre Lebensgewohnheiten ändern? Können sie ihren bisherigen Tätigkeiten und Interessen nachgehen?
- Welche Überwachungs- oder Kontroll-Untersuchungen sind notwendig? Gibt es ein Krebs- oder Entartungsrisiko bei diesen Erkrankungen und kann dagegen Vorbeugung geleistet werden?

Nur in vielfältigen gemeinsamen Gesprächen zwischen Arzt und Patient können die verschiedensten Aspekte und die manchmal ganz unterschiedlichen Erscheinungs- und Verlaufsformen der beiden Krankheitsbilder verständlich gemacht werden.

Durch die langjährige Tätigkeit in der »Crohn- und Colitis-Sprechstunde« der Medizinischen Universitätsklinik Tübingen sowie in den jetzt von uns betreuten Medizinischen Abteilungen haben wir immer wieder gelernt, wie wichtig es ist, umfassend und offen über Wesen und Verlauf der beiden Darmkrankheiten zu informieren und aufzuklären. Betroffene können sich heute, nicht zuletzt durch das Internet, vielfältige Informationen zugänglich machen. Der betreuende Arzt ist nicht selten mit einem bestens informierten Betroffenen konfrontiert, der seine eigenen Vorstellungen z. B. zur Behandlung in das Gespräch einbringt. Nur in der gemeinsamen Erörterung der jeweiligen individuellen Situation und unter Berücksichtigung des gesicherten Wissens ist eine bestmögliche Entscheidung zu Diagnostik und Behandlung möglich. Eine optimale Information über das Krankheitsbild erleichtert eine enge Zusammenarbeit zwischen Patienten, Hausärzten und denjenigen Ärzten, die sich intensiv mit diesen Krankheiten beschäftigen. Nur so kann Verständnis für die Notwendigkeit einer regelmäßigen Betreuung, regelmäßiger Kontrollen und einer länger dauernden medikamentösen Behandlung geweckt werden.

Dieses »Patienten-Buch« soll verständlich die wichtigsten Fragen beantworten und gesichertes Wissen vermitteln. Bewusst haben wir eine Auswahl von Fachpublikationen zitiert, aus denen ersichtlich wird, auf welche Untersuchungen und Veröffentlichungen wir uns bei unseren Aussagen stützen.

In einem besonderen Kapitel wird auf die Bedeutung und Aufgaben der Selbsthilfegruppen hingewiesen. Diese können eine wichtige Ergänzung zum individuellen Patient-Arzt-Verhältnis darstellen. Seit Gründung der Deutschen Morbus Crohn/Colitis ulcerosa Vereinigung (DCCV) haben wir miterlebt, wie wichtig das Gespräch unter Betroffenen selbst ist und wie wertvoll die Arbeit dieser Vereinigung und der Selbsthilfegruppen »vor Ort« sein kann.

In diesem Buch werden viele Aspekte der beiden Krankheitsbilder erwähnt. Der Leser sollte dies jedoch nicht missverstehen und bei seiner Erkrankung nicht mit sämtlichen hier beschriebenen Erscheinungen rechnen.

Manche Fragen, insbesondere zu sozialen und psychischen Problemen, die mit den Erkrankungen verbunden sein können, bleiben in diesem Buch unbeantwortet. Sie sollten im Einzelgespräch mit dem Arzt des Vertrauens erörtert werden.

Gemeinsames Bestreben von Arzt und Patient muss es sein, die Aktivität der Erkrankung so weit wie möglich zurückzudrängen. Das ist heute bei einer sehr großen Zahl von Betroffenen möglich, sodass sie mit ihrer Krankheit leben, ihre körperlichen und geistigen Aktivitäten fortführen können und so ihr Leben nicht ausschließlich vom Morbus Crohn oder der Colitis ulcerosa bestimmen lassen müssen.

Waldshut und Frankfurt, November 2000 *Harro Jenss*
*Franz Hartmann*

Die chronisch entzündlichen Darmerkrankungen Morbus Crohn und Colitis ulcerosa sind unverändert Erkrankungen, deren Entstehung wir nicht vollständig begreifen und deren Therapie symptomatisch bleibt. Auch mit den neuen so genannten „Biologicals", Medikamenten, die auf der Grundlage moderner molekularbiologischer Erkenntnisse entwickelt wurden, sind nur vorübergehende Erfolge zu erreichen, Erfolge, die zum Teil mit erheblichen unerwünschten Arzneimittelwirkungen erkauft werden. Neue Entwicklungen hin zu nebenwirkungsarmen Medikamenten wie den Probiotika sind zwar vielversprechend, jedoch klinisch noch völlig unzureichend getestet. Bis auf weiteres bleibt also die in der Regel lebenslange Auseinandersetzung mit einer Krankheit, die bei konsequenter und vernünftiger Anwendung der vorhandenen Therapiemöglichkeiten ein Leben ohne wesentliche Einschränkung der Lebensqualität und ohne Beeinträchtigung der Lebenserwartung ermöglicht. Sinn und Zweck dieses Buches soll es sein, Ihnen das Wissen und damit die Grundlagen für diese vernünftige Auseinandersetzung, das heißt das Leben mit Ihrer Krankheit zu vermitteln.

Frankfurt, im Juni 2003 *Prof. Dr. F. Hartmann*
*Dr. H. Jenss*

# Medikamentenauswahl

Im Text werden die Medikamente in der Regel mit ihrem internationalen Freinamen und nicht mit dem Handelsnamen erwähnt. Die folgende Tabelle soll die Orientierung erleichtern. In alphabetischer Reihenfolge werden zunächst die Freinamen aufgeführt, daneben die jeweiligen Handelsnamen sowie die Handelsform der Medikamente. Es werden alle jene Präparate erwähnt, die in der Behandlung von Morbus Crohn oder Colitis ulcerosa Anwendung finden, aber auch Substanzen, deren genauer therapeutischer Stellenwert noch durch größere klinische Untersuchungen definiert werden muss. In der Liste finden sich nur im Handel befindliche Präparate (Rote Liste 2001). In Anbetracht der häufig wechselnden Vielfalt von Generica erhebt die Liste keinen Anspruch auf Vollständigkeit.

| Internationaler Freiname | Handelsname | Handelsform |
|---|---|---|
| Azathioprin | Azafalk | Tbl. (50 mg) |
| | Azamedac | Tbl. (50 mg) |
| | Azathioprin-ratiopharm | Tbl. (50 mg) |
| | Azathioprin STADA | Tbl. (50 mg) |
| | Imurek | Tbl. (25/50 mg) |
| | Zytrim | Tbl. (25/50 mg) |
| Betamethason | Betnesol Rektal-Instillation | Klysma (5 mg) |
| Budesonid | Budenofalk | Tbl. (3 mg) |
| | Entocort | Tbl. (3 mg) |
| | Entocort rectal | Klysmen (2,3 mg) |
| Ciprofloxacin | Ciprobay | Tbl. (250/500 mg) |
| Colestyramin | Colesthexal | Pulver (4 g) |
| | Colestyramin STADA | Granulat (4 g) |

| Internationaler Freiname | Handelsname | Handelsform |
|---|---|---|
| | Lipocol-Merz<br>Quantalan | Kautabletten (2 g)<br>Pulver (4 g) |
| Cyanocobalamin (Vit. $B_{12}$) | Cytobion<br>Vitamin $B_{12}$ | Amp. (1000 µg)<br>Amp. (1000 µg) |
| Ciclosporin | Sandimmun | Tbl., Lösung<br>Amp. |
| E.coli Stamm Nissle<br>Eisen (II)-glycin-sulfat | Mutaflor<br>Ferro sanol duodenal<br>Ferro sanol | Kps. (20/100 mg)<br>Kps. (100 mg)<br>Drg. (40 mg) |
| Eisen (II)-sulfat | Eryfer<br>Ferro 66 DL | Kps. (50 mg)<br>Drg. (100 mg) |
| Eisen (II)-fumarat | Ferrum Hausmann | Sirup, Trpf.,<br>Kps. (100 mg) |
| Folsäure | Folsäure<br>Folsan | Tbl. (5 mg)<br>Tbl. (5 mg) |
| Hydrocortison acetat | Colifoam Rektalschaum | Schaum (2 g) |
| Hydroxocobalamin | Aquo-Cytobion 500 | Amp. (500 µg) |
| Infliximab | Remicade | Pulver (100 mg) für Infusions-lösung |
| Loperamid | Azuperamid<br>Imodium<br>Lopedium<br>Loperamid ratiopharm | Kps./Trpf.<br>Kps./Trpf.<br>Kps./Trpf.<br>Tbl./Trpf. |
| Mesalazin (5-Aminosalicylsäure) | Asacolitin<br>Claversal 250 mg<br>Claversal 500 mg<br>Claversal 250 mg | Tbl. (400 mg)<br>Tbl. (250 mg)<br>Tbl. (500 mg)<br>Supp. (250 mg) |

| Internationaler Freiname | Handelsname | Handelsform |
|---|---|---|
| | Claversal 500 mg | Supp. (500 mg) |
| | Claversal Klysmen | Klysma (4 g) |
| | Claversal Rektalschaum | Dosierdruckbehältnis, 70 g Schaum, 1 g Mesalazin à 5 g Schaum |
| | Pentasa 250 | Tbl. (250 mg) |
| | Pentasa 500 | Tbl. (500 mg) |
| | Pentasa Sachet | Granulat (1000 mg) |
| | Pentasa Klysma | Klysma (1 g) |
| | Pentasa Supp. | Supp. (1 g) |
| | Salofalk 250 | Tbl. (250 mg) |
| | Salofalk 500 | Tbl. (500 mg) |
| | Salofalk Granu Stix | Granulat (500/1000 mg) |
| | Salofalk Supp. | Supp. (250/500 mg) |
| | Salofalk Klysmen | Klysma (2 g und 4 g) |
| Methotrexat | Metex | Lsg., Tbl. |
| | Methotrexat medac | Lsg., Tbl. |
| | MTX | Lsg., Tbl. |
| Methylprednisolon | Medrate | Tbl. (4/16/100 mg) |
| | Methylprednisolon | Tbl. (4/8/16 mg) |
| | Predni-M-Tablinen | Tbl. (4/8/16 mg) |
| | Urbason | Tbl. (4/8/16/40 mg) |
| Metronidazol | Arilin | Tbl. (250/500 mg) |
| | Byk Metronidazol | Tbl. (400 mg) |
| | Clont | Tbl. (400 mg), Lsg. |
| | Flagyl 400 | Tbl. (400 mg) |
| | Metronidazol | Tbl., Lsg. |
| | Metront | Tbl. (400 mg) |

| Internationaler Freiname | Handelsname | Handelsform |
|---|---|---|
| Olsalazin | Dipentum | Kps. (250/ 500 mg) |
| Prednisolon | Decaprednil | Tbl. (5/20 mg) |
| | Decortin H | Tbl. (5/20/50 mg) |
| | Duraprednisolon | Tbl. (5 mg) |
| | Hefasolon | Tbl. (5 mg) |
| | Predni-H-Tablinen | Tbl. (5/20/50 mg) |
| | Prednisolon ratiopharm | Tbl. (5/50 mg) |
| Prednison | Decortin | Tbl. (5/20/50 mg) |
| | Prednison | Tbl. (5/20/50 mg) |
| Sulfasalazin (Salazosulfapyridin) (SASP) | Azulfidine | Tbl. (500 mg)<br>Supp. (500 mg)<br>Klysma (3 g) |
| | Colo-Pleon ML | Magensaftresist. Tbl. |
| Zink | Unizink | Tbl. (50 mg) |
| | Zink-D-Longoral | Tbl. (6,54 mg Zink) |
| | Zink-ratiopharm | Brstbl. (25 mg Zink) |
| | Zinkamin Falk | Kps. (15 mg Zink) |

Brstbl. Brausetabletten;Tbl. Tabletten; Drg. Dragees; Kps. Kapseln; Supp. Zäpfchen (Suppositorien); Tropf. Tropfen; Amp. Ampullen (Injektionslösung); Klysma (Einlauf)

# 1 Was bedeutet Morbus Crohn?

T.K.Dalziel berichtete 1913 von einer Erkrankung, die mit entzündlichen Veränderungen der letzten Dünndarmschlinge (des terminalen Ileums) einherging und alle Wandschichten des Darms erfasste. 19 Jahre später, 1932, beschrieben der New Yorker Arzt Burrill B.Crohn und seine Kollegen Leon Ginzburg und Gordon D.Oppenheimer ein eigenständiges Krankheitsbild, das sie »Regional Ileitis« (regionale Entzündung des terminalen Ileums, also des letzten Dünndarmanteils) nannten.

Übersetzt lautet der Beginn dieser Krankheitsbeschreibung:

- »Wir beschreiben in ihren krankhaften und klinischen Einzelheiten eine Erkrankung des unteren Abschnitts des Dünndarms, die besonders junge Erwachsene betrifft; sie ist durch eine chronische, vernarbende Entzündung gekennzeichnet. Die entstehenden Geschwüre der Darmschleimhaut werden von einer bindegewebigen Reaktion der Darmwand begleitet, ein Prozess, der zu einer Einengung des Darmquerschnitts (Darmlumens) führen kann. Außerdem kann es zur Entstehung von Fisteln kommen.«

Diese so charakterisierte Krankheit (lateinisch: »morbus«) wurde später nach ihrem Beschreiber B.B.Crohn benannt. In späteren Jahren stellte sich heraus, dass beim »Morbus Crohn« nicht nur die letzte Dünndarmschlinge erkrankt, sondern der gesamte Magen-Darm-Trakt segmental betroffen sein kann.

### Die Erkrankung hat folgende Kennzeichen:

- Sie betrifft besonders junge Erwachsene zwischen dem 16. und 30.Lebensjahr; allerdings können auch – sehr viel seltener – Kinder und ältere Erwachsene betroffen sein (vgl. Abb. 1). Männer und Frauen erkranken etwa gleich häufig.

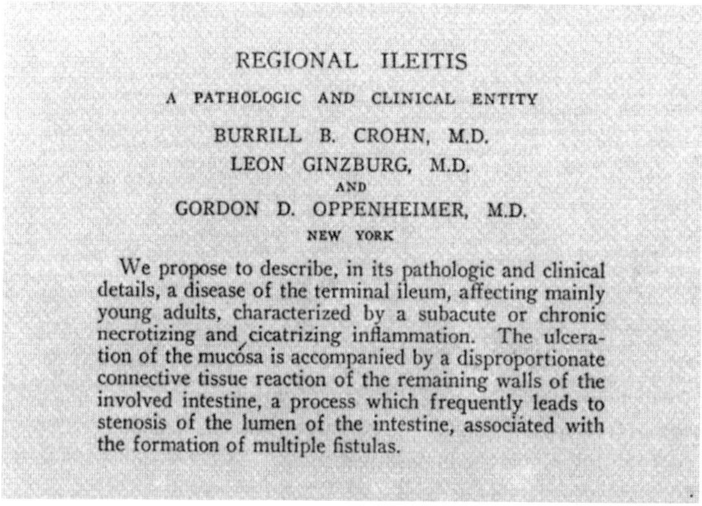
REGIONAL ILEITIS

A PATHOLOGIC AND CLINICAL ENTITY

BURRILL B. CROHN, M.D.
LEON GINZBURG, M.D.
AND
GORDON D. OPPENHEIMER, M.D.
NEW YORK

We propose to describe, in its pathologic and clinical details, a disease of the terminal ileum, affecting mainly young adults, characterized by a subacute or chronic necrotizing and cicatrizing inflammation. The ulceration of the mucósa is accompanied by a disproportionate connective tissue reaction of the remaining walls of the involved intestine, a process which frequently leads to stenosis of the lumen of the intestine, associated with the formation of multiple fistulas.

Titel und Beginn der Originalarbeit von B. B. Crohn und Mitarbeitern (Journal of the American Medical Association Vol. 99, 1932, S. 1323 bis 1328)

- Die Erkrankung ist durch eine chronisch vernarbende Entzündung aller Darmwandschichten gekennzeichnet; sehr häufig sind der letzte Abschnitt des Dünndarms (terminales Ileum) und die Übergangsregion Dünn-/Dickdarm (Ileozökalregion) entzündlich verändert. Grundsätzlich kann die Erkrankung abschnittsweise den gesamten Magen-Darm-Trakt vom Mund bis zum Darmausgang (Anus, After) befallen (vgl. Abb. 2). Charakteristisch bei dieser Erkrankung ist, dass jeweils nur einzelne Abschnitte verändert sind und gesunde Segmente dazwischenliegen. So können die durch die Entzündung hervorgerufenen Schleimhautveränderungen (z. B. Geschwüre) von völlig normaler Schleimhaut umgeben sein. Auch die feingeweblichen Veränderungen finden sich herdförmig diskontinuierlich angeordnet.

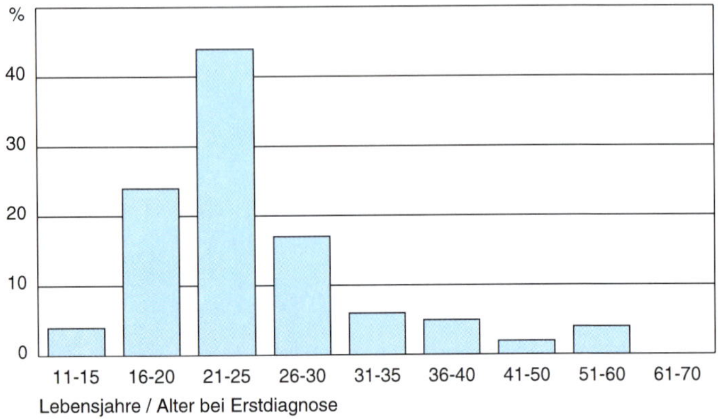


Abb. 1: Lebensalter von 100 unausgewählten Patienten der Tübinger »Crohn-Sprechstunde« zum Zeitpunkt der Erstdiagnose »Morbus Crohn«

- Der Morbus Crohn verläuft meistens in so genannten »Entzündungsschüben«; es wechseln dabei Phasen geringer Beschwerden mit Phasen erhöhter Krankheitsaktivität ab. Die Dauer der »freien Intervalle«, der Zeitpunkt des Einsetzens verstärkter Beschwerden und der Zunahme der Krankheitsaktivität können nicht vorhergesehen werden. Welche Faktoren den Verlauf bestimmen, ist bisher nur unzureichend bekannt.

- Die Erkrankung kann von einer Reihe außerhalb des Magen-Darm-Trakts gelegener, so genannter extraintestinaler Veränderungen begleitet sein; damit werden entzündliche Erkrankungen an Haut, Augen, Gelenken, Wirbelsäule, Leber und Gallenwegen bezeichnet, die in Verbindung mit dem Morbus Crohn auftreten können.

- Die befallenen Darmabschnitte können durch die chronische Entzündung so verändert werden, dass durch Vernarbungen der Darm so eng wird, dass dadurch die Passage des Darminhalts behindert ist. Selten kommt es auch während einer akuten Krankheitsphase zu einer spontanen Perforation des Darms.

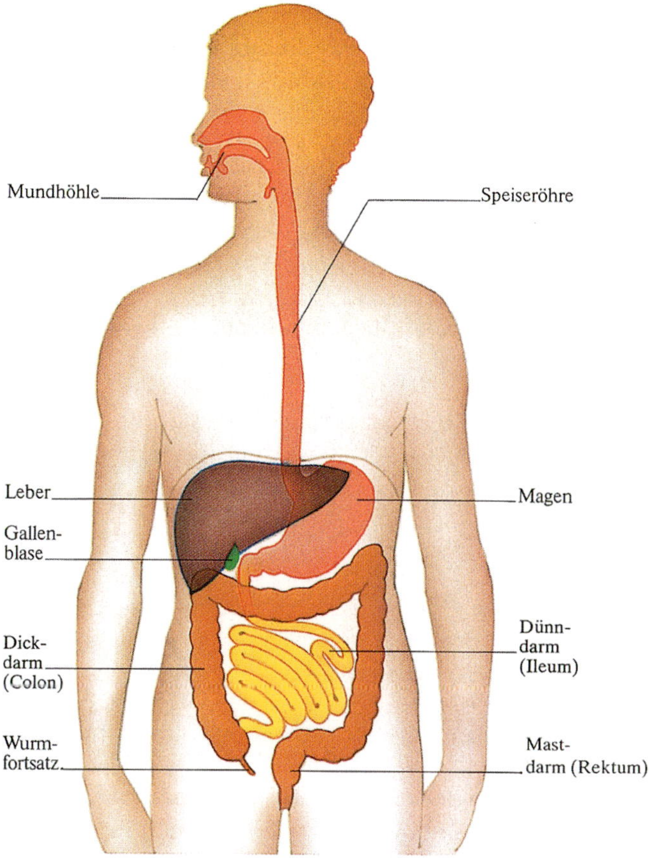


Abb. 2: Der normale Verdauungstrakt des Menschen

- Immer wieder auftretende Bauchschmerzen (insbesondere im rechten Unterbauch), Durchfälle, Fieber unklarer Ursache, Gewichtsabnahme, Blutarmut und verminderter Appetit sind typische Zeichen (Symptome) dieser Krankheit. Plötzlich auftretende Fisteln im After- und Genitalbereich können ein erster Hinweis für einen Morbus Crohn sein.

- Die Erkrankung kann sich langsam und schleichend entwickeln. Nicht selten beginnt sie mit uncharakteristischen Bauchbeschwerden, Durchfallepisoden oder wiederkehrendem Fieber, das zunächst ungeklärt bleibt.
- Die Ursache der Erkrankung ist bisher nicht eindeutig geklärt. Eine genetisch festgelegte Veranlagung wird seit langem angenommen. Ein Ort dieser genetischen Information konnte vor kurzem auf dem Chromosom 16 (NOD 2 Gen) identifiziert werden. Die Erkennung der Krankheit (Diagnose) muss sich jedoch vorläufig weiterhin aus den Erscheinungsformen des Morbus Crohn ableiten.

Seit der ersten Beschreibung des Krankheitsbildes durch B. B. Crohn 1932 ist diese Erkrankung mit verschiedenen anderen Begriffen bezeichnet worden. Alle Begriffe meinen jedoch dieselbe Erkrankung, sie unterscheiden lediglich nach der jeweiligen Lokalisation im Magen-Darm-Trakt oder beinhalten weitere Charakteristika des Krankheitsbildes. Allgemein ist die Bezeichnung »Morbus Crohn« akzeptiert.

**Enteritis regionalis.** Regionale, d. h. auf einzelne Abschnitte des Dünndarms begrenzte Entzündung. Mit diesem Begriff wird darauf hingewiesen, dass einzelne Abschnitte des Dünndarms mit dazwischenliegenden gesunden Darmsegmenten befallen sein können.

**Ileitis terminalis.** Entzündung des unteren Drittels des Dünndarms. Dieser Begriff umschreibt das häufige Vorkommen einer begrenzten Entzündung im unteren Dünndarm. Allerdings kann auch der gesamte Dünndarm abschnittsweise betroffen sein.

**Enterocolitis Crohn.** Diese Bezeichnung spiegelt die Tatsache wider, dass Anteile des Dünn- und Dickdarms gleichzeitig entzündlich verändert sein können.

**Crohn-Colitis / Colitis granulomatosa.** Beim Morbus Crohn kann auch ausschließlich der Dickdarm befallen sein. Dabei kann man häufig feingeweblich (unter dem Mikroskop) so genannte Granulome nachweisen.

## Zusammenfassung

Der Begriff Morbus Crohn (Crohn-Krankheit) bezeichnet eine chronisch entzündliche Darmerkrankung, die alle Wandschichten des Darms erfasst, deren Ursache bis heute nicht eindeutig geklärt ist und die durch Bauchschmerzen, Durchfall, Gewichtsabnahme, Fieber, Blutarmut und Fisteln in Erscheinung treten kann. Durch die vernarbende Entzündung kann es zur Verengung des Darmquerschnitts (Darmlumens) kommen. Am häufigsten ist die letzte Dünndarmschlinge (terminales Ileum) betroffen; grundsätzlich können abschnittsweise Dünn- und Dickdarm, Mastdarm und Darmausgang entzündlich verändert sein, selten sind Zwölffingerdarm, Magen, Speiseröhre oder Mund befallen.

# 2 Was bedeutet Colitis ulcerosa?

Wörtlich übersetzt bezeichnet der Begriff Colitis ulcerosa eine mit Geschwürsbildung (Ulcera) einhergehende Entzündung des Dickdarms. Wie der Morbus Crohn ist die Colitis ulcerosa eine *chronisch entzündliche Darmerkrankung* unbekannter Ursache. Sie ist jedoch auf den Dickdarm beschränkt und befällt nur die oberflächlichen Schichten der Darmwand, insbesondere die Dickdarmschleimhaut. Sie erfasst nicht, wie beim Morbus Crohn, alle Wandschichten des Darms.

Die Erkrankung beginnt in der Regel mit entzündlichen Schleimhautveränderungen im Mastdarm (Rektum) und kann von dort kontinuierlich auf andere Abschnitte des Dickdarms, sogar auf seine gesamte Länge übergreifen. Nicht selten bleibt die Entzündung auf den Mastdarm (Proktitis) beschränkt, während der übrige Dickdarm eine unveränderte, normale Schleimhaut aufweist. Die befallene Schleimhaut ist diffus gerötet, blutet leicht und zeigt oberflächliche Geschwüre.

Die Colitis ulcerosa verläuft meist schubweise; Phasen geringer oder fehlender Beschwerden wechseln mit Zeiten erhöhter Krankheitsaktivität (Auftreten von Durchfällen, Bauchschmerzen vor der Stuhlentleerung, Blut im Stuhl). Im Vordergrund stehen dabei häufige, teilweise schmerzhafte Entleerungen mit kleinen Mengen blutig-schleimigen Stuhls. Eine Entzündung des gesamten Dickdarms kann zu schweren, sehr häufigen Durchfällen führen, die mit beträchtlichem Flüssigkeits- und Blutverlust, Fieber, Gewichtsabnahme und Eiweißverlust einhergehen können.

Welche Faktoren die unterschiedlichen Krankheitsverläufe und die Ausprägung der Erkrankung im Einzelnen beeinflussen, ist bisher nicht bekannt.

In Verbindung mit der Erkrankung können, ähnlich wie beim Morbus Crohn, außerhalb des Darmtrakts Krankheitszeichen auftreten, die als extraintestinale Manifestationen bezeichnet werden; Augen, Haut, Gelenke und Gallenwege können hierbei betroffen sein.

Wenn sich auch Morbus Crohn und Colitis ulcerosa hinsichtlich des Charakters der Erkrankung, ihrer Ausdehnung und der feingeweblichen Kennzeichen unterscheiden, so weisen sie doch oft ein ähnliches Beschwerdebild und ähnliche Komplikationen auf. Erst durch bestimmte diagnostische Maßnahmen lässt sich in aller Regel eine Unterscheidung zwischen diesen beiden Darmerkrankungen treffen.

### Zusammenfassung

Die Colitis ulcerosa ist eine chronisch entzündliche Dickdarmerkrankung unbekannter Ursache, die in der Regel im Mastdarm beginnt, sich jedoch kontinuierlich auf alle Abschnitte des Dickdarms ausdehnen kann. Das Beschwerdebild ist durch blutig-schleimige Durchfälle und Bauchschmerzen vor und während der Stuhlentleerung gekennzeichnet.

# 3 Wie macht sich der Morbus Crohn bemerkbar?

Im Zusammenhang mit der Entwicklung des Morbus Crohn stellen sich folgende Fragen:

- Welche Beschwerden stehen am Beginn der Erkrankung?
- Gibt es »spezifische Beschwerden«, die auf einen Morbus Crohn hindeuten?
- Wann muss man an einen Morbus Crohn denken?

Der genaue Beginn der Crohn-Krankheit ist häufig nicht auszumachen. Bauchschmerzen und nur gelegentlich auftretende Durchfälle können erste Hinweise auf den Morbus Crohn sein. Bei Blutuntersuchungen können eine beschleunigte Blutsenkung, eine leichte Vermehrung der weißen Blutkörperchen und der Blutplättchen, eine Erhöhung von Entzündungseiweißen im Serum (z. B. C-reaktives Protein – CRP) oder eine geringe Blutarmut auffallen, ohne dass diese Veränderungen sogleich an einen Morbus Crohn denken lassen. Häufig zieht sich die Erkrankung zunächst unbemerkt über eine längere Zeit, manchmal über Jahre hin. Nicht selten wird erst nach einigen »Irrwegen« die Diagnose gestellt. Allerdings kann der Morbus Crohn dank der heutigen diagnostischen Möglichkeiten, sofern diese frühzeitig und systematisch zur Anwendung kommen, rasch erkannt werden.

Bauchschmerzen müssen nicht im Vordergrund stehen. Unklare Gewichtsabnahme mit Abmagerung, immer wiederkehrender Temperaturanstieg ohne eindeutige Ursache, Gelenkschmerzen, Hauterkrankungen und wiederholte Augenentzündungen ohne genaue Ursache können am Beginn der Erkrankung stehen.

Der Morbus Crohn kann auch unter dem Bild einer akuten »Blinddarmentzündung« auftreten; bei der dann durchgeführten Operation wird eine entzündlich veränderte letzte Dünndarmschlinge (terminales Ileum) festgestellt. Plötzlich entstehende Eiteransammlungen (Abszesse) oder eine im Bereich des Afters auftretende Fistel können auf die Erkrankung hinweisen.

Am häufigsten treten als erste Zeichen der Crohn-Krankheit Bauchschmerzen, breiige bis flüssige, manchmal schmerzhafte Durchfälle auf; die Zahl der Stuhlgänge kann bis auf 10 oder 15 am Tag ansteigen. Blutbeimengungen sind beim Morbus Crohn weniger häufig als bei der Colitis ulcerosa. Begleitend können Fieber, Blutarmut sowie rasche Gewichtsabnahme auftreten. Die Bauchschmerzen werden häufig in der Nabelregion oder im rechten Unterbauch empfunden; sowohl Schmerzen als auch Durchfälle folgen meist kurz nach den Mahlzeiten. Appetitverlust, allgemeines Unwohlsein, Übelkeit und Erbrechen können hinzukommen. Die Beschwerden entwickeln sich in der Regel langsam. Auf Phasen mit mäßigen Beschwerden folgen freie Intervalle. Als frühe Zeichen des Morbus Crohn können auch vielfältige Veränderungen der Afterregion auftreten, die zunächst an ein Hämorrhoidalleiden denken lassen, jedoch bei genauerer Untersuchung in kleinen, schmerzhaften Schleimhauteinrissen (Fissuren) oder Fisteln (krankhafte Verbindungen, z.B. vom Mastdarm zur Haut in der Nähe des Afters) bestehen.

Bauchschmerzen und sporadisch auftretende Durchfälle stellen zunächst keine spezifischen Beschwerden dar, die unmittelbar auf einen Morbus Crohn hinweisen. Insbesondere bei isoliertem kurzstreckigem Dünndarmbefall verstreichen in der Regel mehrere Monate bis zu 3 Jahren, bevor die richtige Diagnose gestellt wird. Bei Befall des Dickdarms mit blutigen Stuhlgängen und früh auftretenden Veränderungen der Afterregion wird die Diagnose eher gestellt, da diese Befunde zu einer frühzeitigeren Diagnostik zwingen.

## Zusammenfassung

Der Beginn des Morbus Crohn wird häufig nicht bemerkt, da er entweder mit nur geringen oder unspezifischen Beschwerden einhergeht. In der Regel verstreicht einige Zeit, bis die Diagnose gestellt wird; heute kann durch gezielten Einsatz der diagnostischen Möglichkeiten der Morbus Crohn zu einem frühen Zeitpunkt erkannt werden.

Im Vordergrund stehen als erste Beschwerden Bauchschmerzen, Durchfälle, Gewichtsabnahme, seltener unklares Fieber.

Plötzlich auftretende Veränderungen im Afterbereich (Abszesse, Fisteln), Blutbeimengungen im Stuhl und immer wiederkehrende Durchfälle sollten an eine chronisch entzündliche Darmerkrankung denken lassen und Anlass zu sorgfältigen Untersuchungen sein.

# 4 Wie entstehen die Beschwerden beim Morbus Crohn?

## Beginn der Erkrankung

Da die *ersten Symptome* der Crohn-Krankheit (Bauchschmerzen, Durchfälle, Gewichtsabnahme, unklares Fieber, Blutbeimengungen im Stuhl) uncharakteristisch sind, werden sie häufig weder von den Betroffenen noch von dem konsultierten Arzt in einen Zusammenhang mit einer chronisch entzündlichen Darmerkrankung gebracht. Werden jedoch z. B. im Rahmen einer Spiegelung des Dickdarms (Endoskopie) Gewebeproben entnommen, so können diese unter dem Mikroskop entzündliche Veränderungen, gelegentlich sogar haufenförmige Ansammlungen so genannter epitheloider Zellen (Granulome) zeigen, die für die Crohn-Krankheit kennzeichnend sind.

## Weiterer Verlauf

Mit der weiteren Entwicklung der Erkrankung kommt es zur Ausbildung von Geschwüren in einzelnen Abschnitten des Magen-Darm-Trakts. Durch Spiegelung oder Röntgenuntersuchung können kleine Schleimhautveränderungen entdeckt werden (z. B. Aphthen: kleine, nur wenige Millimeter im Durchmesser messende, meist ovale, oberflächliche Defekte der Schleimhaut, die mit einem gelblich-weißen Fibrinschorf bedeckt sind).

Kommt es zu einem weiteren Fortschreiten der Erkrankung, so entwickeln sich ausgedehntere Geschwüre, teilweise mit tiefen Fissuren der Darmschleimhaut (Abb. 3 a, b). Die gesamte Darmwand nimmt an Dicke zu, bedingt durch entzündliche Wassereinlagerung sowie eine die gesamte Darmwand durchsetzende Entzündung. Die Lymphknoten im Bereich der Darmwurzel sind

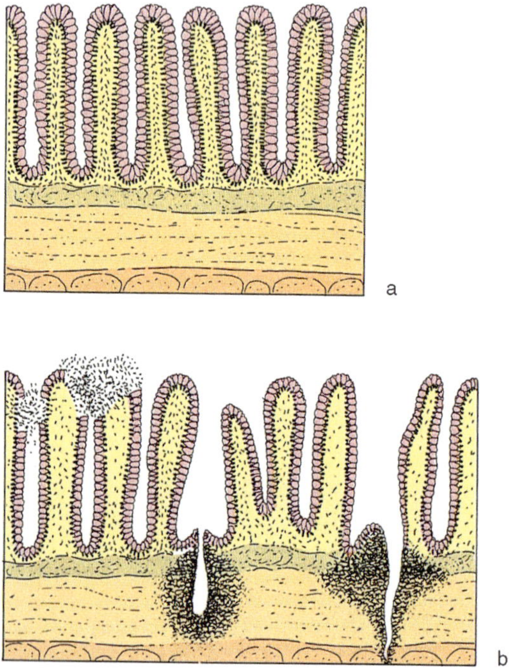


Abb. 3 a, b: Schemazeichung der Veränderungen der Darmschleimhaut beim Morbus Crohn: a normale Schleimhaut, b entzündlich veränderte Schleimhaut mit tiefen Fissuren

dann ebenfalls entzündlich verändert und nehmen an Größe zu. Schließlich können narbige und entzündliche Einengungen des Darms entstehen. Selten treten Perforationen des Darms auf, die einen sofortigen chirurgischen Eingriff notwendig machen. Durch entzündliche Ausschwitzungen können nebeneinander liegende Darmschlingen verkleben (Konglomerat). Die entzündlichen Vorgänge, die die gesamte Darmwand betreffen, können zu Fisteln führen (vgl. Abb. 4 a, b). Dabei handelt es sich um Verbindungen zwischen einzelnen Darmabschnitten, zwischen ein-

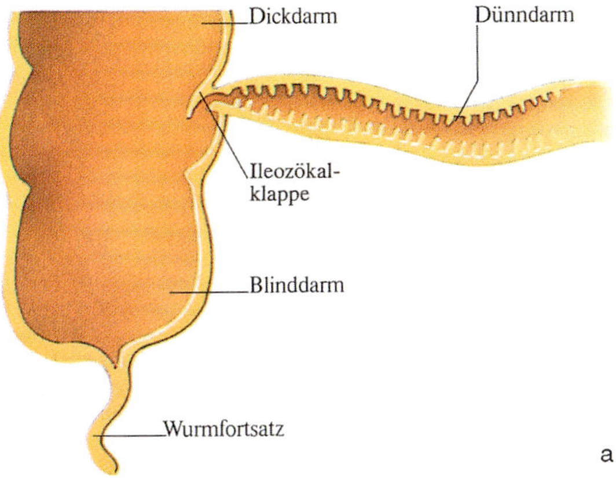


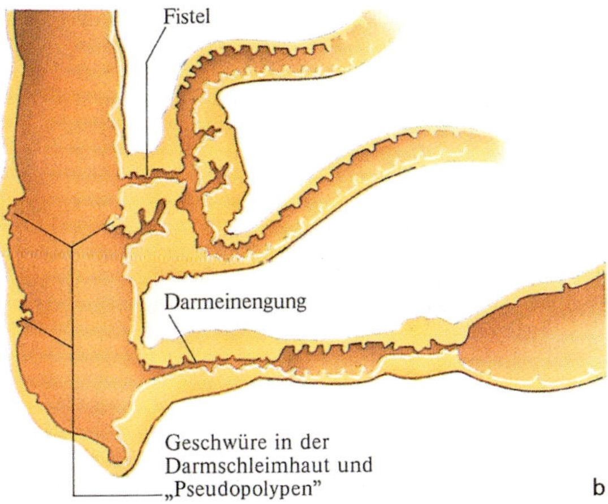


Abb. 4 a, b: Veränderungen der Übergangsregion Dünn-/Dickdarm beim Morbus Crohn: a normale Verhältnisse, b Verengung der letzten Dünndarmschlinge, Verklebung einer Dünndarmschlinge mit dem aufsteigenden Schenkel des Dickdarms und Ausbildung einer »inneren Fistel«. Ileozökalklappe: Klappe zwischen Dünn- und Dickdarm zelnen Darmabschnitten und der Haut, zwischen einzelnen Darmabschnitten und der Harnblase/Scheide oder um blind endende Gänge.

## Wo werden beim Morbus Crohn krankhafte Veränderungen im Magen-Darm-Trakt gefunden?

Die häufigste krankhafte Veränderung beim Morbus Crohn besteht in *Geschwüren, Wandverdickung und Einengung des Darmlumens* im Bereich der letzten Dünndarmschlinge (terminales Ileum), und zwar unmittelbar vor und im Bereich der Mündung des Dünndarms in den Dickdarm (vgl. Abb. 5). Am Übergang vom Dünn- zum Dickdarm findet sich ein klappenförmiger Ventilmechanismus (Ileozökalklappe), der normalerweise das Zurückfließen von Dickdarminhalt in den Dünndarm verhindert. Die Region des Übergangs vom Dünn- zum Dickdarm, einschließlich der beschriebenen Klappe, ist meistens ebenso in den Krankheitsprozess einbezogen wie die letzte Dünndarmschlinge. Gelegentlich sind nur wenige Zentimeter betroffen; häufig findet sich jedoch ein krankhaft verändertes Darmsegment über eine Strecke von 10 bis 40 cm. Es kann vorkommen, dass auf diesen veränderten Abschnitt ein gesundes Darmsegment folgt und in einer gewissen Entfernung davon erneut ein krankhaft veränderter Abschnitt beginnt (vgl. Abb. 6 und 7).

Die beschriebenen entzündlichen oder geschwürigen Veränderungen können grundsätzlich in allen Abschnitten des Magen-Darm-Trakts, vom Mund bis zum Darmausgang, auftreten (vgl. Abb. 8).

Auch ein isolierter Befall des Dickdarms kann Ausdruck der Crohn-Krankheit sein und darf nicht mit einer Colitis ulcerosa verwechselt werden (Crohn-Colitis).

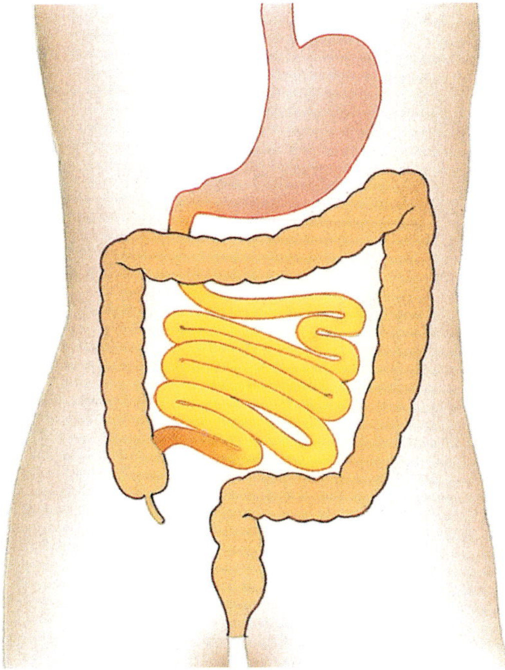

Abb. 5: Beispiel für einen isolierten entzündlichen Befall der letzten Dünndarmschlinge beim Morbus Crohn

## Welcher Zusammenhang besteht zwischen dem Beschwerdebild und den pathologisch-anatomischen Veränderungen?

Das häufigste Symptom, nämlich breiige, manchmal blutige und wässrige *Durchfälle* gemeinsam mit Bauchschmerzen, wird durch die entzündlichen Veränderungen der Darmschleimhaut mit Ausscheidung einer entzündlichen Absonderung (Sekret) verursacht. Außerdem kann die entzündete Schleimhaut nicht mehr vollständig ihre Funktionen (z. B. Resorption von Flüssigkeit) er-

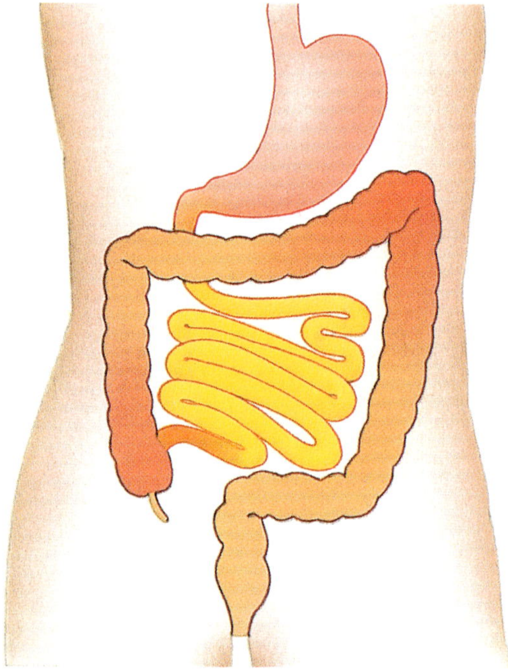

Abb. 6: Beispiel für einen entzündlichen Befall der letzten Dünndarmschlinge und zweier Dickdarmsegmente mit dazwischenliegendem gesunden Dickdarmabschnitt

füllen. Im letzten Dünndarmabschnitt werden u.a. die Gallensäuren, die von der Leber über die Galle in den Darm ausgeschieden werden, von der Schleimhaut wieder aufgenommen; wenn die veränderte Schleimhaut diese Aufgabe nicht mehr erfüllen kann, kommt es zu einer vermehrten Passage dieser Gallensäuren in den Dickdarm, wo sie von Bakterien gespalten werden und Durchfälle auslösen können. Die so verlorenen Gallensäuren kann die Leber nicht mehr in ausreichendem Umfang neu bilden, sodass ein so genanntes Gallensäureverlust-Syndrom auftritt. Dieses führt im Rahmen einer ungenügenden Aufnah-

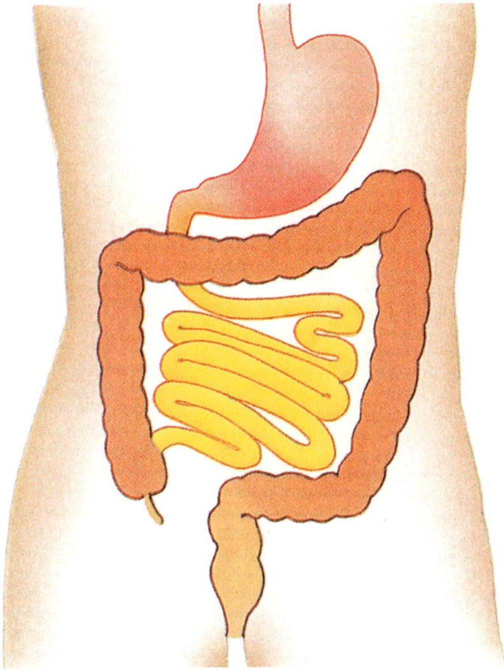

Abb. 7: Beispiel für einen entzündlichen Befall des Dickdarms unter Aussparung des Mastdarms bei gleichzeitigem Magenbefall; die letzte Dünndarmschlinge ist nicht entzündlich verändert

me des über die Nahrung zugeführten Fettes zu Durchfällen in Form von Fettstühlen. In diesem Zusammenhang kann es auch zu einer ungenügenden Aufnahme von fettlöslichen Vitaminen (Vitamin A, D, E und K) kommen mit Störungen der Blutgerinnung, des Calciumstoffwechsels und des Nachtsehens. Ebenso kann die Aufnahme von Vitamin $B_{12}$, die ausschließlich in der letzten Dünndarmschlinge erfolgt, gestört sein. Diese Störung führt langfristig zur Blutarmut. Durch rechtzeitige, regelmäßige Vitamin-$B_{12}$-Gabe (intramuskulär) wird das verhindert.

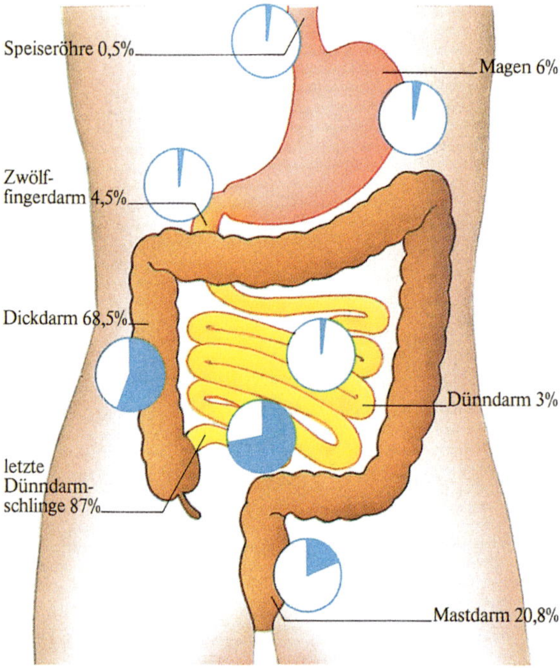


Abb. 8: Häufigkeit des entzündlichen Befalls beim Morbus Crohn, bezogen auf den gesamten Magen-Darm-Trakt, nach Untersuchung einer großen Patientengruppe

*Bauchschmerzen* treten besonders dort auf, wo ein Darmabschnitt am stärksten krankhaft verändert ist, so im rechten Unterbauch bei Befall der letzten Dünndarmschlinge. Die Schmerzen können durch die entzündlichen Veränderungen im Darm selbst, durch Bildung von Abszessen, durch Aufstau des Darminhalts vor einer verengten Stelle sowie durch eine Entzündung des Bauchfells verursacht werden. Immer wiederkehrende starke krampfartige (wehenartige) Bauchschmerzen, Appetitverlust sowie Erbrechen deuten auf eine hochgradige Einengung eines Darmabschnitts hin (drohender Darmverschluss).

Der bei über 80% der Crohn-Patienten beobachtete *Gewichtsverlust* ist im Wesentlichen der Entzündung selbst, aber auch einem Appetitmangel bei Schmerzen und damit verminderter Kalorienzufuhr sowie herabgesetzter Ausnutzung des Nahrungsbreis innerhalb des Darms zuzuschreiben.

Immer wiederkehrende *Temperaturerhöhungen* sind Ausdruck der entzündlichen Aktivität des Morbus Crohn. Sie können aber auch durch Einschwemmung von Darmbakterien in das Blut verursacht werden.

Das Auftreten von *Fisteln* ist durch die Entzündung bedingt, die sämtliche Darmwandschichten durchdringt. Am häufigsten kommen Fisteln im Bereich des Afters vor; sie können sich aber auch zwischen einzelnen Darmschlingen oder zwischen Darmschlingen und der Haut ausbilden. Ferner können sie zwischen einzelnen Darmabschnitten und inneren Hohlorganen, z.B. der Harnblase, entstehen. Bei Frauen können sich Fistelgänge zwischen dem Mastdarm und der Scheide entwickeln.

In sehr seltenen Fällen führen die entzündlichen Veränderungen zu einem Durchbruch der Darmwand *(Perforation)*, d. h. einer unmittelbaren Verbindung zwischen dem Darminneren und der Bauchhöhle. Eine solche Komplikation, die sich in der Regel durch plötzlich auftretende heftigste Bauchschmerzen und schwerstes Krankheitsgefühl bemerkbar macht, führt innerhalb kurzer Zeit zu einer sehr gefährlichen, lebensbedrohlichen Bauchfellentzündung und bedarf *umgehend* einer *chirurgischen Behandlung*.

# 5 Wie verläuft der Morbus Crohn?

Die Crohn-Krankheit ist durch einen sehr *wechselnden Verlauf* gekennzeichnet. Phasen erhöhter Krankheitsaktivität mit verstärkten Beschwerden wechseln mit Zeiten weitgehender Beschwerdefreiheit.

Welche Faktoren im Einzelnen zu einer Verschlechterung führen, ist nicht genau bekannt. Die Erkrankung kann über längere Zeit, d.h. über Jahre, ruhen und keinerlei Beschwerden verursachen. Voraussagen, wann ein neuer Entzündungsschub auftritt, sind bislang nicht möglich. Ziel jeder Behandlung ist es, die erhöhte Aktivität der Krankheit weitgehend zu unterdrücken und somit Schmerzen, Durchfälle und Gewichtsabnahme sowie Blutarmut zur Rückbildung zu bringen. Manche Patienten neigen zu häufigeren Entzündungsschüben mit ausgeprägten Beschwerden und Komplikationen (chronisch aktive Entzündung). Diese Patientengruppe bedarf der intensiven und anhaltenden medikamentösen Behandlung.

Bei einem ausschließlichen Krankheitsbefall der letzten Dünndarmschlinge oder einem ausschließlich segmentalen Befall des Dickdarms kommt es zu einem günstigeren Krankheitsverlauf als bei gleichzeitigem Befall der letzten Dünndarmschlinge und des gesamten Dickdarms. Auch ohne medikamentöse Behandlung wird bei 25–30% der Betroffenen eine »spontane« Besserung der Beschwerden beobachtet.

Da die genaue Ursache der Crohn-Krankheit noch immer nicht bekannt ist, kann von einer »Heilung« nicht gesprochen werden, auch wenn eine stabile Ruhephase der Erkrankung vorliegt. Alle Bestrebungen sind darauf ausgerichtet, eine solche *anhaltende Ruhephase* zu erreichen.

Leider ist die Erkrankung langfristig durch Medikamente häufig nicht zu beherrschen. Im Krankheitsverlauf wird nicht selten eine Operation notwendig, bei der die am stärksten entzündlich veränderten Darmabschnitte entfernt werden. Dies gilt insbesondere für den gleichzeitigen Befall der letzten Dünndarmschlinge und des Dickdarms bzw. des gesamten Dickdarms. Nach solchen Operationen, die heutzutage auf das unbedingt notwendige Maß beschränkt bleiben, treten jedoch bei einem großen Prozentsatz der Patienten erneut entzündliche Veränderungen der Darmschleimhaut, besonders im ehemaligen Operationsgebiet, auf. Ein operativer Eingriff muss deshalb zwischen dem Betroffenen selbst, dem behandelnden Arzt und dem Chirurgen sorgfältig besprochen werden. Ein zu langes Hinauszögern einer notwendigen Operation kann andererseits zu schwerwiegenden Komplikationen führen.

## Welche Komplikationen können auftreten?

Die häufigsten Komplikationen sind *Fisteln*, örtliche, außerhalb des Darms gelegene Eiteransammlungen (Abszesse) und Verengungen des Darms (Stenosen). *Innere Fisteln*, d.h. durch Entzündungsvorgänge verursachte kleine Kurzschlussverbindungen, z.B. zwischen zwei Darmschlingen, sind häufig. Eine solche Fistel kann von der entzündeten letzten Dünndarmschlinge zum Mastdarm reichen und gleichzeitig zu Verklebungen und Verwachsungen im Beckenbereich führen.

Anhaltende Schmerzen im Unterbauch, ein deutlicher Druckschmerz mit Abwehrspannung der Bauchdecken und die Entwicklung tastbarer Verhärtungen im Bauchraum können auf eine Fistelentwicklung hindeuten. Bahnt sich eine Fistel von einer Darmschlinge zur Haut an, so ist die Haut an dieser Region vorgewölbt und gerötet. Der tastende Finger findet eine weiche, verschiebliche, druckschmerzhafte Masse. Durch die Ultraschalluntersuchung ist häufig eine genaue lokale Zuordnung dieses Prozesses möglich.

Fisteln zwischen einer Darmschlinge und der Harnblase können beim Wasserlassen wiederkehrende Blasenentzündungen mit eventuellem Luftabgang in Form von Blasen verursachen.

Bei Frauen sind Fistelverbindungen vom Mastdarm zur Scheide (rectovaginale Fisteln) mit der Folge eines hartnäckigen Ausflusses möglich. Bei größeren Fisteln kann es sogar zu Stuhlentleerungen über die Scheide kommen.

Bei blind endenden Fisteln, die keinen Anschluss an ein anderes Hohlorgan bzw. zur Körperoberfläche finden und deren entzündlicher Inhalt sich somit nicht entleert, kann sich ein Abszess entwickeln. Ein *Abszess* ist mit hohen, immer wiederkehrenden Temperaturen, eventuellem Schüttelfrost, Anstieg der weißen Blutkörperchen und der Blutsenkungsreaktion verbunden. Im schlimmsten Fall kann es zu einer Einschwemmung von Bakterien in die Blutbahn kommen. Liegt ein Abszess vor, ergibt sich die unbedingte Notwendigkeit zu einer Operation mit Entfernung der Eiteransammlung. Manchmal führt bereits eine eingelegte Drainage zum Erfolg; die Operation kann dann unter günstigeren Voraussetzungen zu einem späteren Zeitpunkt erfolgen und hat das Ziel, das fisteltragende Darmsegment, aus dem der Abszess entstanden ist, zu entfernen.

Abszessbildungen im rechten Unterbauch können über einen Druck auf den Harnleiter zu einem *Harnrückstau* in der rechten Niere führen. Dieser Aufstau kann zeitweise auch ohne Beschwerden vorhanden sein. Erst die Ultraschalluntersuchung des Bauchraums führt zur Diagnose dieser Komplikation.

*Äußere Fistelbildungen*, insbesondere im Bereich von Narben oder nach Entfernung des Wurmfortsatzes oder nach anderen Bauchoperationen, sind heute eher selten.

Große und tiefe Fisteln sowie Geschwüre in der Afterregion (perianal) stellen ebenfalls eine Komplikation des Morbus Crohn dar. Sind die Fisteln mit perianalen Abszessen und starken Beschwerden verbunden, kann nur die chirurgische Entlastung zur Besserung führen. Manchmal muss vorübergehend ein künstlicher Darmausgang angelegt werden, um eine Abheilung der Fisteln zu erreichen. In einzelnen seltenen Situationen kann das Fistelsystem so ausgeprägt sein, dass nur noch die Entfernung des Mastdarms (Proktektomie) das Leiden beseitigt. Eine medikamentöse Behandlung mit Azathioprin, Metronidazol oder Infliximab kann zumindest vorübergehend zu einer deutlichen Besserung der Entzündung und zur Sekretion der Fisteln führen.

Einzelne oder mehrere kurz- oder langstreckige *Verengungen des Darms (Stenosen)* sind typische Komplikationen des Morbus Crohn. Diese Einengungen können Folge einer alten abgelaufenen Entzündung mit narbiger Schrumpfung und Verdickung der Darmwand sein oder im Zusammenhang mit einer akuten Entzündung durch Schwellung der Darmschleimhaut auftreten. Sind die Stenosen sehr stark ausgeprägt, müssen sie chirurgisch entfernt bzw. erweitert werden, weil sie zu einem teilweisen oder vollständigen Darmverschluss (Subileus oder Ileus) mit heftigen Bauchkrämpfen führen. Solche Engstellen des Darms, vor allem wenn sie nach früheren Operationen an den Anastomosen des Dickdarms auftreten und kurzstreckig sind, können eventuell auch endoskopisch mithilfe einer Ballonsonde aufgeweitet werden.

*Darmblutungen* sind beim Morbus Crohn selten. Sie haben ihre Ursache meistens in einem einzelnen tiefen Geschwür der Schleimhaut, das zu einer Blutung aus einem größeren Blutgefäß führt.

Eine schwere fortschreitende *Gewichtsabnahme*, hervorgerufen durch einen Mangel an Appetit und ungenügende (weil durch Schmerzen eingeschränkte) Nahrungsaufnahme und -verwertung, stellt eine weitere Komplikation dar. Während des akuten »Krankheitsschubes« können erhöhte Temperaturen, wiederholtes Erbrechen, Übelkeit, Schmerzen und eine erhöhte Anzahl von Stühlen mit entsprechendem Flüssigkeits- und Elektrolytverlust die Situation zusätzlich verschlimmern.

*Ernährungsstörungen* führen insbesondere bei Kindern mit einem ausgedehnten Morbus Crohn zu Wachstumsverzögerungen, wenn zu wenig Kalorien aufgenommen werden und außerdem Eiweiß-, Vitamin- und Mineralmangelzustände entstehen. Eine frühzeitige Korrektur dieser Mangelzustände, z.B. durch eine »Astronautendiät« (Elementardiät), ist deshalb besonders wichtig.

### Zusammenfassung

Der Morbus Crohn ist durch einen Verlauf gekennzeichnet, in dem Phasen erhöhter Krankheitsaktivität mit Bauchschmerzen und Durchfällen mit Zeiten weitgehender Beschwerdefreiheit wechseln. Eine Heilung des Morbus Crohn ist derzeit nicht möglich, weil die Ursache der Erkrankung bisher nicht bekannt ist.

Innere und äußere Fisteln, Abszesse, hochgradige Verengung des Darms, große und tiefe Fisteln in der Afterregion, ausgeprägte Gewichtsabnahme sowie Ernährungsstörungen, verbunden mit Wachstumsstörungen bei Kindern, sind beim Morbus Crohn die üblichen Komplikationen.

## Welche Angaben über den Verlauf des Morbus Crohn gibt es?

Seit vielen Jahren wird versucht, durch genaue Verlaufsbeobachtungen exakte statistische Hinweise über den Morbus Crohn zu erhalten. Krankheitsverlauf, Häufigkeit von Entzündungsschüben und notwendig werdende Operationen sowie Fragen nach der Beeinträchtigung der Lebensqualität der Patienten durch die Erkrankung stehen dabei im Vordergrund. Obwohl solche Untersuchungen methodisch nicht einfach sind und verlässliche Angaben erst dann vorliegen, wenn viele Patienten regelmäßig über 20 oder 30 Jahre beobachtet wurden, sind dennoch aus verschiedenen Studien, insbesondere aus Skandinavien, aufschlussreiche Daten darüber vorhanden.

- Eine große Zahl von Patienten kann mit zunehmender Verlaufsdauer der Erkrankung eine weitgehende Beschwerdefreiheit erwarten.
- Die Entzündungsaktivität bei jedem einzelnen Patienten schwankt jedoch von Jahr zu Jahr. Innerhalb von zehn Jahren hatten nahezu 100 % der beobachteten Patienten mindestens einmal einen entzündlichen Schub.
- Während eines jeden Jahres waren knapp 50 % der Patienten beschwerdefrei, 20 % hatten eine kontinuierlich fortbestehende erhöhte Entzündungsaktivität, bei 35 % der Patienten traten während eines jeden Jahres vorübergehend verstärkt Beschwerden auf.
- Die Operationshäufigkeit war am höchsten im ersten Jahr nach der Diagnose (etwa ein Drittel der Patienten wurde in dieser Zeit operiert). Ab dem fünften Jahr nach Diagnosestellung des Morbus Crohn blieb die jährliche Operationsrate konstant bei etwa 3 % der Patienten.
- Patienten mit einem Krankheitsbefall der letzten Dünndarmschlinge und des Dickdarms sowie des gesamten Dickdarms mussten deutlich häufiger operiert werden als Patienten mit alleinigem Dünndarmbefall oder ausschließlich abschnittsweisem Befall des Dickdarms.
- Nach zehnjährigem Krankheitsverlauf waren 45 % der Patienten nicht operiert, 42 % einmal und 13 % zweimal oder mehrmals operiert.
- **Die Sterblichkeit der Patienten mit einer Crohn-Krankheit unterschied sich, unabhängig davon, ob operiert oder nicht, nicht von derjenigen der Normalbevölkerung.**
- Die Lebensqualität wurde zu jedem Zeitpunkt von 40–50 % der Patienten als gut, d. h. nahezu keine Beschwerden, keine Medikamente, beurteilt; 40–50 % der Patienten klagten über periodisch auftretende Beschwerden und mussten Medikamente

einnehmen, waren jedoch arbeitsfähig; 4–10% der Patienten waren nicht arbeitsfähig und mussten regelmäßig auch im Krankenhaus behandelt werden.

Diese Angaben beziehen sich auf Untersuchungen aus Kopenhagen, Uppsala und Cleveland. Ähnliche Beobachtungen machten die Autoren in der großen Tübinger Crohn-/Colitis ulcerosa-Ambulanz zwischen 1977 und 1993.

## Zusammenfassung

Die statistischen Untersuchungen zum Verlauf des Morbus Crohn zeigen, dass bei rechtzeitiger Diagnosestellung, intensiver Betreuung der Patienten durch erfahrene Ärzte, bei Mitarbeit der Patienten selbst und rechtzeitigem Erkennen entzündlicher Schübe die Erkrankung bei der überwiegenden Anzahl der Patienten einen günstigen Verlauf nimmt. Unter den genannten Bedingungen führen mehr als zwei Drittel der Patienten ein weitgehend normales Leben. Wenige Erkrankte entwickeln einen schweren Krankheitsverlauf mit anhaltenden Beschwerden trotz medikamentöser Behandlung und Operation. Diese Patienten bedürfen besonders intensiver Maßnahmen, um die Aktivität der Entzündung zu unterdrücken und das Entstehen von Komplikationen zu vermeiden.

# 6 Wie entwickelt sich die Colitis ulcerosa?

Im Gegensatz zum Morbus Crohn entsteht die Colitis ulcerosa immer im Mastdarm und kann sich dann kontinuierlich ohne Unterbrechung durch gesunde Darmabschnitte unterschiedlich weit nach oben, maximal bis zum Übergang vom Dickdarm zum Dünndarm, ausbreiten (vgl. Abb. 9).

In ihrer mildesten Form kann die Colitis ulcerosa als blutige, geschwürige Entzündung des Mastdarms lediglich die unteren

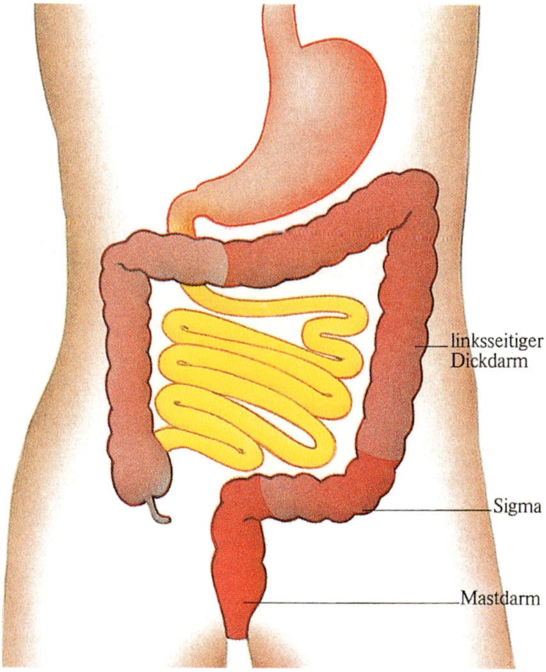


Abb. 9: Unterschiedlicher Befall des Dickdarms bei Colitis ulcerosa

15 cm des Dickdarms betreffen (Proktitis; Proktosigmoiditis). 20–30 % der Patienten mit Colitis ulcerosa weisen bei Diagnosestellung diesen Befall auf. Lediglich 10 % der Patienten mit entzündlichen Veränderungen des Mastdarms entwickeln später eine ausgedehnte schwere Colitis ulcerosa mit Befall des gesamten Dickdarms.

Bei 60–70 % der Betroffenen ist lediglich der linksseitige Dickdarm mit einer leichten Entzündung erkrankt (linksseitige Colitis).

Bei etwa 20 % der Patienten betrifft die Erkrankung auch die mittleren und rechtsseitigen Dickdarmabschnitte mit mittelschwerer Entzündung. Weitere 20 % leiden an einem ausgedehnten, schweren entzündlichen Befall des gesamten Dickdarms (Pancolitis).

In der *akuten Phase* der Erkrankung ist die Schleimhaut des Dickdarms durchgehend blutig verändert und vermehrt verletzlich. Sind die entzündlichen Veränderungen stark ausgeprägt, so kommt es zu ausgedehnten flächigen Geschwürsbildungen sowie zur Ausbildung entzündlicher, gutartiger, örtlich begrenzter Schleimhautwucherungen (Pseudopolypen).

In der *Heilungsphase* bilden sich die entzündlichen Veränderungen entweder vollständig zurück, oder die Schleimhaut weist eine Atrophie (Gewebeschwund) auf. In der Regel sind die entzündlichen und geschwürigen Veränderungen auf die Schleimhaut beschränkt und reichen nicht in die tieferen Schichten der Dickdarmwand.

## Welche Symptome kommen bei der Colitis ulcerosa vor? Wie werden sie verursacht?

Die wichtigsten Symptome der Colitis ulcerosa sind häufiger Stuhldrang, viele Entleerungen von kleinen Mengen Schleim, Blut und Stuhl sowie Bauchschmerzen. In der Regel treten diese Symptome dann auf, wenn die Krankheitsaktivität hoch ist. Gelegentlich kann jedoch auch bei Patienten, die vollständig beschwerdefrei sind, durch eine Dickdarmspiegelung eine deutliche Entzündung der Schleimhaut nachgewiesen werden.

*Blut im Stuhl*, das von den Patienten als häufiges Symptom bemerkt wird, ist in Abhängigkeit vom Befall des Dickdarms und der Beschaffenheit des Stuhls entweder als frisches Blut zu beobachten oder aber mit dem durchfälligen Stuhl vermischt.

*Durchfälle*, die auch nachts auftreten, sind in der Regel von Schmerzen beim Stuhlgang begleitet und können mit Blut, Schleim oder Eiter vermischt sein. Diese Durchfälle werden durch mehrere Faktoren verursacht: so durch mangelhafte Aufnahme von Salz und Wasser im Dickdarm sowie durch Ausscheidung von entzündlichem Gewebewasser und Blutverlust aus der entzündeten Schleimhaut. Bei ausschließlicher Entzündung des Mastdarms muss es nicht unbedingt zu Durchfällen kommen, es kann hierbei sogar eine Neigung zu Verstopfung auftreten.

*Gewichtsverlust* wird hauptsächlich durch verminderte Nahrungszufuhr, aber auch durch vermehrten Abbau körpereigener Eiweiße und Eiweißverlust über die entzündete Dickdarmschleimhaut verursacht.

*Abgeschlagenheit, Müdigkeit und Kurzatmigkeit* sind eine Folge der entzündlich bedingten Eiweiß- und Blutarmut.

Als Komplikation der Colitis ulcerosa treten bei 1–2% der Patienten *Perforationen* des Dickdarms auf; sie kommen insbesondere auf der linken Seite und dort im Bereich des S-förmigen Dickdarmanteils (Sigma) vor, der den absteigenden Schenkel des Dickdarms mit dem Mastdarm verbindet. Diese Perforationen mit freier Verbindung des Darminneren zur Bauchhöhle treten besonders bei schwer ausgeprägter Darmentzündung auf.

Als weitere, sehr gefährliche Komplikation bei der Colitis ulcerosa wird die so genannte vergiftungsbedingte Weitstellung/Lähmung *(toxische Dilatation)*, hauptsächlich des queren Schenkels des Dickdarms, beobachtet. Diese Veränderung geht mit einer plötzlichen Verschlechterung des Allgemeinzustands, einem Verschwinden der Darmgeräusche, stark geblähtem, schmerzhaftem Bauch und einem Anstieg der Pulsfrequenz einher. Die toxische Dilatation kommt bei schwerer Entzündung des Dickdarms vor; möglicherweise beeinflusst die akute Entzündung die Funktion des in den Muskelschichten des Darms gelegenen Nervensystems. Als weiterer ursächlicher Faktor wird eine Stoffwechselentgleisung zusammen mit niedrigen Kaliumwerten im Blut angenommen. Medikamente, die die Darmbeweglichkeit bremsen, sind in einer solchen Situation verboten. Dieser fulminante Verlauf einer Colitis ist jedoch heute sehr selten.

## Wie verläuft die Colitis ulcerosa?

Bei der Mehrzahl der Patienten mit Colitis ulcerosa wird mit einer konsequenten Behandlung ein günstiger Verlauf erreicht. Vorübergehende Verschlechterungen mit Entzündungsschüben werden durch geeignete Behandlungsmaßnahmen beherrscht.

Insgesamt sind die Krankheitsverläufe nach Einführung der Kortisonpräparate (Kortikosteroide) und nach allgemeiner Anwendung von 5-Aminosalicylsäure-haltigen Medikamenten günstiger geworden. Die Anzahl entzündlicher Schübe, ihre Dauer und wahrscheinlich auch die Tendenz der Entzündung, weiter fortzuschreiten, hat deutlich abgenommen.

In einer Untersuchung in Dänemark wurden Patienten mit Colitis ulcerosa über 18 Jahre beobachtet; es handelte sich dabei nicht um ausgewählte Patienten an einem bestimmten Krankenhaus, sondern um all jene, die in einem bestimmten Bezirk des Landes, nämlich in Kopenhagen, lebten und an Colitis ulcerosa erkrankt waren. Diese Daten vermitteln ein genaues Bild vom Verlauf und Charakter der Erkrankung.

- 50 % der von Colitis ulcerosa Betroffenen waren zu jeder Zeit der Untersuchung ohne Beschwerden, 30 % hatten jeweils eine leicht erhöhte, 20 % eine mäßig oder deutlich erhöhte Krankheitsaktivität.
- Der Prozentsatz der Patienten mit anhaltenden Beschwerden war sehr gering.
- Abgesehen vom ersten Jahr der Erkrankung waren etwa 90 % der Betroffenen in ihrer Arbeitsfähigkeit nur wenig oder gar nicht beeinträchtigt.
- Bei 30 % aller Patienten mit Colitis ulcerosa wurde im Beobachtungszeitraum von 18 Jahren eine Operation notwendig. Unter diesen Patienten überwogen jene, die seit Beginn der Erkrankung einen entzündlichen Befall des gesamten Dickdarms aufwiesen.

## Zusammenfassung

Unter der Voraussetzung einer konsequenten ärztlichen Betreuung und einer guten Mitarbeit der Patienten und unter der Bedingung eines raschen Behandlungsbeginns bei entzündlichen Schüben verläuft die Colitis ulcerosa eher günstig. Die Erkrankung verursacht durch ihren schubweisen Verlauf zwar immer wieder Beschwerden, ein hoher Prozentsatz der Patienten kann jedoch unter den genannten Voraussetzungen ein Leben führen, das nur in Phasen hoher Krankheitsaktivität eingeschränkt ist. Lebensbedrohliche Komplikationen der Colitis ulcerosa sind heute extrem selten.

# 7 Welche Untersuchungen sind zur Diagnose Morbus Crohn oder Colitis ulcerosa notwendig?

Da die Ursache der beiden Krankheitsbilder nicht bekannt und ein »ursächlicher Faktor« somit nicht nachweisbar ist, muss die Diagnose aus dem *komplexen Erscheinungsbild* der Erkrankungen abgeleitet werden. *Krankengeschichte, Beschwerden, Blutuntersuchungen, körperlicher Untersuchungsbefund*, Ergebnisse der *Spiegelung des gesamten Dickdarms und der letzten Dünndarmschlinge einschließlich der feingeweblichen Untersuchung der entnommenen Gewebeproben* und die *Röntgenuntersuchung des Dünndarms* sind die verschiedenen Mosaiksteine, aus denen sich die Diagnose zusammensetzt.

In der Regel ist mit diesem diagnostischen Instrumentarium die Darmerkrankung als Morbus Crohn oder Colitis ulcerosa zu klassifizieren. Bei 10 % der Patienten gelingt im Rahmen der ersten Diagnostik keine sichere Zuordnung; man spricht dann von einer »Colitis indeterminata«. Erst der weitere Krankheitsverlauf und erneute Untersuchungen ergeben zu einem späteren Zeitpunkt die richtige Diagnose.

Bei der körperlichen Untersuchung wird nach tastbaren verhärteten Darmschlingen und nach Veränderungen außerhalb des Magen-Darm-Trakts gefahndet. Dazu gehört immer die sorgfältige Inspektion und Untersuchung der Afterregion, um mögliche Fistelöffnungen oder entzündliche Veränderungen im Perianalbereich zu erkennen.

Bei den *Blutuntersuchungen* interessieren vor allem Blutsenkungsgeschwindigkeit (BSG), die Anzahl der weißen und roten Blutkörperchen (Leukozyten, Erythrozyten), der rote Blutfarbstoff (Hämoglobin), die Blutplättchen (Thrombozyten), die Zusammensetzung der Eiweißkörper im Blut, das Gesamteiweiß im

Blut, die Elektrolyte (Natrium, Kalium, Kalzium) sowie die so genannten Leberwerte (Transaminasen und Enzyme, die bei Gallenwegserkrankungen erhöht sein können). Der Nachweis bestimmter Eiweißkörper, der so genannten Akutphasenproteine, erlaubt einen Rückschluss auf das Ausmaß oder die Aktivität der Entzündung. Dabei hat sich besonders das kohlenstoffreaktive Protein (CRP) als hilfreich erwiesen. Diese Laboruntersuchungen geben Aufschluss über das eventuelle Vorliegen einer akuten Entzündung und über mögliche Folgen dieser Entzündung, wie z. B. Blutarmut, Verlust an Eiweißkörpern durch die entzündlich veränderte Darmschleimhaut oder Mangel an Mineralien. Die Bestimmung des Vitamin-$B_{12}$-Spiegels oder die Durchführung des so genannten Schilling-Tests ermöglicht eine Abschätzung der Aufnahmekapazität der letzten Dünndarmschlinge für dieses Vitamin. Ergibt der Test Hinweise auf eine mangelnde Aufnahmeleistung des terminalen Ileums, muss das Vitamin $B_{12}$ dem Körper durch intramuskuläre Injektionen zugeführt werden. Auch nach ausgedehnten Operationen mit Verlust größerer Abschnitte des terminalen Ileums muss dieses Vitamin dauerhaft durch Injektionen ersetzt werden. Bei schwerer Darmentzündung sind Blutgerinnungsstörungen (erhöhte oder verminderte Gerinnbarkeit des Blutes) auszuschließen.

Notwendige Laboruntersuchungen bei chronisch entzündlichen Darmerkrankungen:

- Blutsenkungsgeschwindigkeit (BSG)
- Zahl der weißen und roten Blutkörperchen (Leukozyten, Erythrozyten)
- Roter Blutfarbstoff (Hämoglobin)
- Blutplättchen (Thrombozyten)
- Gesamteiweiß
- Kohlenstoffreaktives Protein (CRP)

- Natrium, Kalium, Kalzium
- Transaminasen, alkalische Phosphatase

Vor Annahme eines Morbus Crohn oder einer Colitis ulcerosa muss eine *infektiöse Darmerkrankung* so gut wie möglich ausgeschlossen werden. Durch geeignete *mikrobiologische Stuhluntersuchungen* und durch spezielle Blutuntersuchungen kann der Verdacht auf eine Erkrankung durch Bakterien weitgehend ausgeräumt werden. Dabei handelt es sich um Erreger (z.B. Salmonellen, Shigellen, Yersinien, Campylobacter jejuni), die Durchfälle, Bauchschmerzen und Fieber verursachen können.

Eine einfache diagnostische Maßnahme ohne jegliche Unannehmlichkeiten stellt die *Ultraschalluntersuchung (Sonographie)* des Bauchraums dar. Diese sollte heute immer im Rahmen der ersten Diagnostik wie auch im weiteren Krankheitsverlauf angewandt werden. Mit dieser Methode können nicht nur Komplikationen der entzündlichen Darmerkrankung wie Abszesse oder Fisteln innerhalb des Bauchraums, sondern gleichzeitig Verdickungen der Darmwand erkannt werden. Die Analyse der Veränderungen der Darmwand liefert wichtige Informationen im Verlauf der Erkrankung. Im gleichen Untersuchungsgang lassen sich die übrigen Organe wie Leber, Gallenblase und Gallenwege, Bauchspeicheldrüse, Milz und Nieren sowie die Beckenorgane und Lymphknoten im Bauchraum beurteilen.

Entscheidend für die sichere Klassifizierung der Darmerkrankung sind die *Spiegelung des gesamten Dickdarms und der letzten Dünndarmschlinge (Ileokoloskopie)* mit gleichzeitiger *Gewebeentnahme (Biopsie)* sowie die *Röntgenuntersuchung des Dünndarms*. Für den erfahrenen Untersucher ist oft schon durch die Betrachtung der Schleimhautveränderungen eine Unterscheidung zwischen Morbus Crohn und Colitis ulcerosa möglich, da beide Erkrankungen jeweils charakteristische Veränderungen aufweisen. Andererseits können die Veränderungen so ähnlich sein, dass erst die feingewebliche Aufarbeitung der entnommenen Gewebeproben eine exakte Unterscheidung ermöglicht.

Die Dickdarmspiegelung und die Röntgenuntersuchung des Dünndarms erlauben zusätzlich zur Diagnosesicherung eine genaue Beschreibung von Ausmaß und Ausdehnung der entzündlichen Veränderungen sowie von möglicherweise vorhandenen Engstellen einzelner Darmabschnitte.

Diese Untersuchungen sind notwendig, um eine sichere Diagnose zu ermöglichen. Nur auf der Grundlage einer so gesicherten Diagnose kann über Art und Weise der Behandlung entschieden werden. Unter diesem Gesichtspunkt werden auch all jene Unannehmlichkeiten und Belästigungen relativiert, die mit diesen Untersuchungen verbunden sind.

## Dickdarmspiegelung (Video-Koloskopie)

Bei der Dickdarmspiegelung (Koloskopie) wird ein bewegliches, etwa 1 cm dickes, schlauchförmiges Instrument (Video-Koloskop, Endoskop) durch den After hindurch in den Dickdarm bis zum Übergang Dickdarm/Dünndarm vorgeschoben, sodass die letzte Dünndarmschlinge ebenfalls beurteilt werden kann (vgl. Abb. 10). Wichtig ist dabei, dass der *gesamte Dickdarm* genau betrachtet wird, weil beim Morbus Crohn nur einzelne Dickdarmabschnitte befallen sein können. Mithilfe von Röntgenstrahlen (Durchleuchtung) kann bei Bedarf die jeweilige Lage des Instruments geortet und sein weiterer Weg durch den Dickdarm verfolgt werden; dies ist in der Regel jedoch nicht notwendig.

Die Untersuchung muss sorgfältig vorbereitet sein, denn nur wenn der Dickdarm von Nahrungs- und Stuhlresten befreit ist, ist eine exakte Beurteilung der Schleimhaut möglich. In der Regel wird der Darm durch das Trinken einer nicht resorbierbaren Flüssigkeit am Vortag bzw. am Morgen des Untersuchungstages ausreichend vorbereitet. Ein ausführliches, vertrauensvolles Ge-

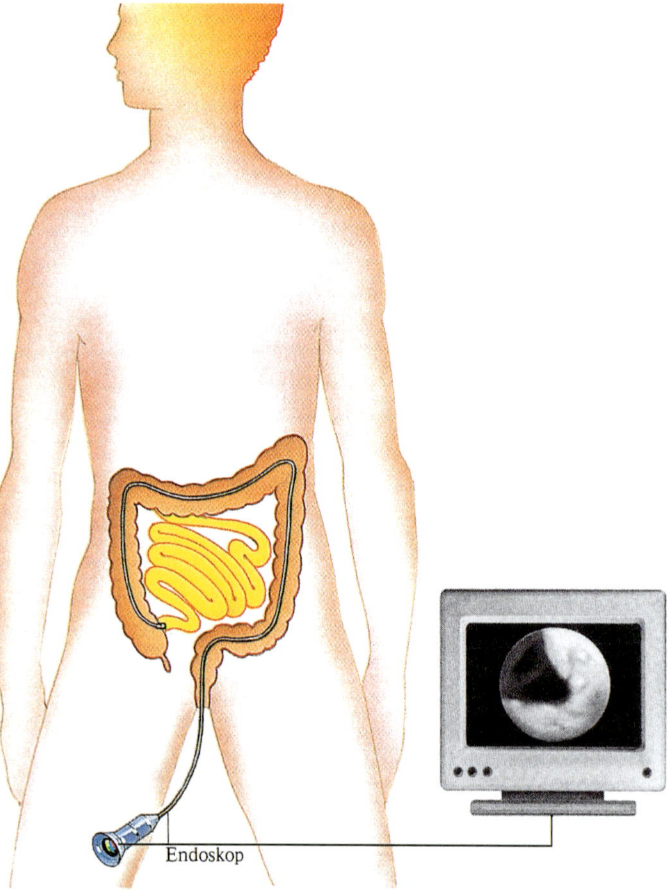


Abb. 10: Dickdarmspiegelung (Koloskopie), heute als Video-Koloskopie durchgeführt

spräch zwischen Patient und Untersucher über Art und Umfang der Untersuchung hilft, Ängste abzubauen.

Durch das Instrument wird Luft in den Dickdarm eingeblasen, sodass jede Stelle der Schleimhaut betrachtet werden kann.

Eine Dickdarmspiegelung dauert zwischen 10 und 30 Minuten. Gleichzeitig können mit einer kleinen Zange Gewebeteilchen schmerzlos (das Innere des Darmes ist nicht mit Schmerzrezeptoren versorgt) zur mikroskopischen Untersuchung entnommen werden.

Wenn das Koloskop vorgeschoben wird, können Druckgefühl und Bauchschmerzen auftreten; diese lassen sich jedoch durch geeignete Maßnahmen (Lageveränderung des Gerätes, Medikamente zur Beruhigung und Schmerzstillung) zum Teil beseitigen. In Ausnahmefällen ist eine Dickdarmspiegelung unter Narkosebedingungen möglich.

Zweck dieser Untersuchung ist die Erkennung entzündlicher Veränderungen im Dickdarm, in der Übergangsregion Dickdarm/Dünndarm sowie in der letzten Dünndarmschlinge. Art, Ort und Ausdehnung der entzündlichen Veränderungen lassen sich auf diese Weise genau feststellen.

Das Risiko ist bei dieser Untersuchung gering; eine Verletzung der Darmwand kommt bei 1000 Untersuchungen etwa einmal (0,13 %) vor.

Die neuerdings auch in der Laienpresse propagierte virtuelle Koloskopie bzw. auch die so genannte Kapselendoskopie zur Untersuchung des Dünndarmes sind hier in der Regel nicht geeignet, da sie keine Entnahme von Gewebeproben ermöglichen (virtuelle Koloskopie) bzw. bei Engstellungen im Dünndarm auch zum Darmverschluss (Kapselendoskopie) führen können.

## Röntgenuntersuchung des Dünndarms

Da die mittleren und tiefen Abschnitte des Dünndarms bis auf die letzte Dünndarmschlinge nicht mit einem Endoskop zu erreichen sind, müssen diese Abschnitte des Magen-Darm-Trakts mittels Röntgenuntersuchung beurteilt werden. Eine besondere Vorbereitung ist hierfür nicht unbedingt notwendig, der Patient muss lediglich am Morgen vor der Untersuchung nüchtern bleiben.

Das Kontrastmittel wird durch eine dünne Sonde, die der Patient vorher schlucken muss, kontinuierlich langsam in den Dünndarm eingegeben (Enteroklyse nach Sellink).

Zweck dieser Untersuchung ist die Feststellung entzündlicher Wandveränderungen im Bereich des Dünndarms und die Darstellung stärkerer Darmverengungen (Stenosen). Außerdem wird nach möglichen Kurzschlüssen zwischen einzelnen Darmschlingen (inneren Fisteln) gefahndet. Ausmaß und Grad der entzündlichen Veränderungen im Dünndarm können mit dieser Methode gut belegt werden.

## Spiegelung des Enddarms (Rektoskopie)

Bei der Rektoskopie mit einem etwa 30 cm langen, starren oder auch flexiblen Instrument ist lediglich die Beurteilung des Mastdarms und des Analkanals möglich. Diese Untersuchung ist zur Beurteilung von Entzündungen des Analkanals notwendig. Während der Patient auf einem kippbaren Tisch liegt, führt der Arzt das Endoskop in den After ein. Eine solche Inspektion dauert lediglich drei bis fünf Minuten.

Vor der Rektoskopie wird der Darm durch einen Einlauf gereinigt. Wie bei der Koloskopie können auch hierbei Gewebeproben entnommen werden. Das Risiko dieser Untersuchung ist gering; eine Komplikation tritt bei 10 000 bis 20 000 Untersuchungen etwa einmal auf. Die Video-Koloskopie hat heute die Rektoskopie weitgehend abgelöst.

## Spiegelung von Speiseröhre, Magen und Zwölffingerdarm (Video-Ösophagogastroduodenoskopie)

Da beim Morbus Crohn auch in der Speiseröhre, im Magen und im Zwölffingerdarm Veränderungen entstehen können, sollte zumindest im Rahmen der erstmaligen Untersuchung eine Gastroskopie durchgeführt werden.

Während der Untersuchung liegt der Patient auf einem speziellen Tisch auf der linken Seite. Durch mehrfaches Schlucken beim Einführen des Instruments gleitet dieses mühelos in die Speiseröhre und wird durch den Magen in den Zwölffingerdarm vorgeschoben. Durch das Endoskop wird neben Licht auch Luft in das Innere gebracht, sodass sich Speiseröhre, Magen und Zwölffingerdarm aufweiten und somit die Schleimhaut direkt betrachtet werden kann.

Bei diesem Verfahren können Gewebeproben, deren Entnahme nicht schmerzhaft ist, gewonnen und mikroskopisch untersucht werden. Die winzigen Gewebestückchen haben eine Größe von 1–2 mm.

Zur Erleichterung der Untersuchung beim Einführen des Instruments kann eine lokale Betäubung der Rachenschleimhaut erfolgen.

## Röntgenuntersuchung des Dickdarms

In seltenen Fällen ist die Dickdarmspiegelung, z. B. durch hochgradige Einengung eines Darmabschnitts, nicht möglich; dann wird man eine Röntgenuntersuchung des Dickdarms mit Kontrastmittel durchführen. Nach gründlichem Abführen wird durch einen kurzen, in den Enddarm eingelegten Schlauch Kontrastmittel und Luft eingegeben und im gesamten Dickdarm verteilt. Mit dieser Methode ist die Feststellung entzündlicher

Schleimhautveränderungen möglich, jedoch kann die Schleimhaut weder direkt betrachtet noch können Gewebeproben entnommen werden. Dies gilt für die hier beschriebene so genannte Colon-Kontrastuntersuchung ebenso wie für die so genannte virtuelle Koloskopie mit Computer- bzw. Kernspintomographie.

## Weitere Untersuchungen

Neben der Ultraschalluntersuchung stehen heute als weitere bildgebende Verfahren die *Computertomographie* und die *Kernspintomographie* zur Verfügung.

Die *Computertomographie* arbeitet mit Röntgenstrahlen und ist in der Lage, die Bauchorgane und die dazwischenliegenden Räume sehr genau abzubilden. Diese Untersuchung ist dann angezeigt, wenn der betreuende Arzt einen Abszess (Eiteransammlung) im Bauchraum vermutet und die Ultraschalluntersuchung diesen Verdacht nicht ausräumen kann. Für die Untersuchung muss der Patient ein Kontrastmittel trinken, damit der Darm abgegrenzt werden kann; gleichzeitig wird Kontrastmittel in eine Armvene injiziert, um die Blutgefäße abzubilden und zu überprüfen, ob ein Abszess von einer durchbluteten Membran oder Wand umgeben ist. Im Bereich des kleinen Beckens und in der Region vor dem Kreuzbein ist die Computertomographie der sonographischen Untersuchung wahrscheinlich überlegen.

Die *Kernspintomographie* ist ein neues Verfahren, das ohne Röntgenstrahlen arbeitet und auf einem völlig anderen Prinzip beruht. Diese Untersuchungsmethode hat sich vor allem bei der Suche nach Fistelgängen und kleinen Abszessen im kleinen Becken, besonders im Beckenbodenbereich, bewährt. Vor allem ist sie in der Lage, exakte Zuordnungen der Fistelverläufe zur Beckenbodenmuskulatur vorzunehmen. Der Vorteil dieser Untersuchung besteht darin, dass sie ohne Strahlenbelastung arbeitet und schmerzlos ist.

Die *Endosonographie* stellt eine Kombination zwischen Dickdarmspiegelung (oder Magenspiegelung) und Ultraschalluntersuchung dar. Am Ende eines Koloskops oder Gastroskops befindet sich eine Ultraschallsonde. Wird der Dickdarm oder der Analkanal gespiegelt, so kann gleichzeitig von der Darmwand oder durch die Darmwand hindurch ein Ultraschallbild erzeugt werden. Diese Methode eignet sich gut für die Analyse von Darmwandveränderungen und von in der Nähe des Darms gelegenen Abszessen.

## Sind so genannte Kontrolluntersuchungen notwendig?

Grundsätzlich sind nach der Erstdiagnose weder beim Morbus Crohn noch bei der Colitis ulcerosa regelmäßige Kontrolluntersuchungen notwendig. Entscheidend für die Therapie (z. B. Modifikation der Steroiddosis) ist die *klinische Krankheitsaktivität* und nicht der endoskopische Befund.

Eine Ausnahme von dieser Regel stellt die Colitis ulcerosa mit mehr als 10-jährigem Krankheitsverlauf dar (s. Kap. 13).

### Zusammenfassung

Um die Diagnose Morbus Crohn stellen zu können, sind mindestens Dickdarmspiegelung mit Gewebeentnahme (Koloskopie) und Röntgenuntersuchung des Dünndarms notwendig. Ergänzt werden diese beiden entscheidenden Untersuchungen durch eine Spiegelung von Speiseröhre, Magen und Zwölffingerdarm, durch Blutuntersuchungen und eventuell Funktionstests zur Überprüfung der Aufnahme- und Verdauungsleistung der Darmschleimhaut. Die Untersuchungen bilden eine wesentliche Voraussetzung, um über eine Behandlung der Erkrankung entscheiden zu können.

Wichtig ist, dass der gesamte Dickdarm sowie die letzte Dünndarmschlinge mittels Spiegelung betrachtet wird. Ist die komplette Spiegelung nicht möglich (z. B. Darmenge), so steht als Alternative die Röntgenuntersuchung des Dickdarms (Kontrasteinlauf) zur Verfügung.

Zur Diagnose der Colitis ulcerosa ist ebenfalls die Dickdarmspiegelung einschließlich Gewebeentnahme notwendig.

Die Sonographie erlaubt die Erkennung möglicher Komplikationen (Fisteln, Abszesse) und die Analyse der entzündlich veränderten Darmwand. Computertomographie, Kernspintomographie und Endosonographie sind bildgebende Verfahren, die bei speziellen Fragestellungen zur Anwendung kommen.

# 8 Wie häufig kommen Morbus Crohn und Colitis ulcerosa vor?

Um zu ermitteln, wie viele Personen innerhalb einer bestimmten Bevölkerungsgruppe (Kontinent, Land, Region, soziale Gruppe) an einer bestimmten Erkrankung leiden, werden in der Medizin Untersuchungen statistischer Natur durchgeführt, die unter dem Begriff »Epidemiologie« zusammengefasst werden. Wörtlich übersetzt bedeutet dies »im Volke verbreitet«.

Zwei wichtige Begriffe im Rahmen dieser Untersuchungen sind *Inzidenz und Prävalenz*. Unter dem Begriff Inzidenz versteht man die Erkrankungshäufigkeit, d.h. die Zahl der in einem bestimmten Zeitraum an einer bestimmten Krankheit erstmals erkrankten Menschen, bezogen auf z.B. 100000 Personen. Die Inzidenz einer Krankheit kann dabei nach Altersklassen, Geschlecht, Beruf usw. aufgeschlüsselt werden.

Der Begriff Prävalenz dient der Beschreibung der Bestandszahlen einer Krankheit, d.h. derjenigen Anzahl von Personen, die an einem Stichtag, bezogen auf z.B. 100000 der untersuchten Bevölkerung, an einer bestimmten Krankheit leiden.

Da Morbus Crohn und Colitis ulcerosa erst seit einem relativ kurzen Zeitraum mit zunehmender Sicherheit diagnostisch zu differenzieren sind, sollen hier lediglich Daten, die in neuerer Zeit gesammelt wurden, erwähnt werden. Die mitgeteilten Zahlen beziehen sich hauptsächlich auf westliche Industriestaaten.

Für den Morbus Crohn konnten, bezogen auf 100000 Menschen, jährliche Inzidenzraten zwischen 2 und 6,1 registriert werden. Das heißt, dass in einem Zeitraum von einem Jahr von 100000 Menschen 2 bis 6,1 Personen erstmals an Morbus Crohn erkrankten. Die Inzidenzrate des Morbus Crohn blieb in einer neuen, groß angelegten schwedischen Studie im Beobachtungszeitraum von 1965 bis 1983 bei 5 bis 7 Fällen (Erkrankungen) pro 100 000 Personen stabil.

Die entsprechenden Zahlen für die Colitis ulcerosa stiegen in dem genannten Beobachtungszeitraum von 7 auf 12 Fälle pro 100 000 Personen, wobei es insbesondere zu einer Zunahme der Patienten mit geschwürigen (ulzerösen) Enddarmerkrankungen kam. Zahlen für die Prävalenz schwanken zwischen 30 und 50 pro 100 000 für Morbus Crohn und zwischen 40 und 80 für Colitis ulcerosa.

## Ist die Erkrankungshäufigkeit abhängig von Gesellschaft, Hautfarbe, Lebensalter, Beruf und sozialer Stellung?

Entzündliche Darmerkrankungen werden bei Menschen in westlichen Industrieländern häufiger diagnostiziert als in anderen Teilen der Welt. Weiße erkranken häufiger als Farbige. Die höchste Erkrankungsinzidenz wird bei Aschkenasim-Juden gefunden.

Männer und Frauen leiden etwa gleich häufig an einem Morbus Crohn bzw. einer Colitis ulcerosa. Die erwähnte schwedische Studie zeigte für die Colitis ulcerosa ein Überwiegen des männlichen Geschlechts (57 %), für die Diagnose Morbus Crohn ein Überwiegen bei Frauen (53 %).

In beiden Krankheitsgruppen lag die Inzidenz bei Stadtbewohnern höher als bei der ländlichen Bevölkerung. Patienten mit Colitis ulcerosa hatten einen höheren Altersgipfel (älter als 40 Jahre) als Patienten mit Morbus Crohn (20 bis 29 Jahre). In der Kindheit sind chronische Darmerkrankungen selten.

Eine Häufung chronisch entzündlicher Darmerkrankungen bei bestimmten Berufen wurde bislang nicht beobachtet.

## Welche Faktoren in Umwelt und Familie begünstigen chronisch entzündliche Darmerkrankungen?

Patienten und ihre Familien leiden häufiger unter *allergischen Erkrankungen* wie Asthma, Heufieber, allergischer Rhinitis und Ekzemen. Ob diese Erkrankungen allerdings in ursächlichem Zusammenhang mit den chronisch entzündlichen Darmerkrankungen stehen, ist ungeklärt. Da Colitis ulcerosa und Morbus Crohn besonders häufig im frühen Erwachsenenalter auftreten, wurde nach Zusammenhängen mit der Kindheit geforscht. Hierbei fanden zwei Forschergruppen in Dänemark und England, dass *Stillen* möglicherweise vor einer späteren entzündlichen Darmerkrankung schützt. Frühere Maserninfektionen sind nicht, wie zunächst vermutet, mit einem vermehrten Auftreten chronisch entzündlicher Darmerkrankungen verbunden.

Beobachtungen, dass Stadtbewohner häufiger erkranken als Bewohner des ländlichen Raums, sowie die höhere Erkrankungsinzidenz der in den Jahren 1945 bis 1954 Geborenen weisen auf mögliche Umgebungsfaktoren hin.

Patienten mit Colitis ulcerosa sind häufiger *Nichtraucher* im Gegensatz zu Patienten mit Morbus Crohn, die häufiger rauchen. Die Ursache hierfür ist unbekannt. Rauchen beeinflusst den Morbus Crohn ungünstig; die Neigung zu erneuten Entzündungsschüben steigt insbesondere postoperativ um das Zwei- bis Dreifache.

## Gibt es Zusammenhänge mit der Ernährung?

Da chronisch entzündliche Darmerkrankungen in Nordamerika und Nordeuropa häufiger auftreten, wurden auch mögliche Zusammenhänge mit unterschiedlichen Ernährungsgewohnheiten untersucht. Mehrere Studien zeigten, dass Patienten mit Morbus

Crohn im Vergleich zur Normalbevölkerung deutlich mehr raffinierten Zucker zu sich nehmen. Eine Veränderung des Geschmackssinns für Zucker konnte hierbei ausgeschlossen werden. Dass Zucker den Verlauf der einmal ausgebrochenen Erkrankung beeinflusst, konnte allerdings in mehreren Studien nicht nachgewiesen werden. Bis heute ist die Bedeutung eines einzelnen Ernährungsfaktors für die Entstehung der chronisch entzündlichen Darmerkrankungen nicht bewiesen.

## Gibt es eine familiäre Häufung, oder ist der Morbus Crohn vererblich?

Beide Erkrankungen, Morbus Crohn und Colitis ulcerosa, werden im Allgemeinen bei Blutsverwandten von Patienten häufiger als in der übrigen Bevölkerung entdeckt.

- Das Krankheitsrisiko bei erstgradig Verwandten von Patienten mit chronisch entzündlichen Darmerkrankungen ist gegenüber der Normalbevölkerung etwa dreißigfach erhöht.
- Bei eineiigen Zwillingen wurde insbesondere für den Morbus Crohn ein deutlich häufigeres Auftreten der Erkrankung (bis zu 52 %) beobachtet, weniger bei Colitis ulcerosa.
- Bestimmte Bevölkerungsgruppen, wie z. B. die Aschkenasim-Juden, weisen eine erhöhte Inzidenz für chronisch entzündliche Darmerkrankungen auf.

Bemerkenswert erscheint, dass Patienten mit Morbus Crohn mehr Verwandte mit chronisch entzündlichen Darmerkrankungen haben als Patienten mit Colitis ulcerosa.

In den letzten Jahren wurden verschiedene so genannte Kandidatengene auf dem Chromosom 16 und auf dem Chromosom 12 lokalisiert. Weitere Genorte auf anderen Chromosomen sind noch in der Diskussion. Von besonderer Bedeutung für die Entwicklung eines Morbus Crohn scheint das so genannte NOD2-

Gen auf dem q-Arm des Chromosoms 16 zu sein. Dieses Gen gehört zu einer Genfamilie (NOD1/APAF-1), die bei der Steuerung von Entzündungsreaktionen auf bakterielle Reize eine besondere Rolle spielt. Bei etwa 20 % der Morbus Crohn-Patienten kann die entsprechende Mutation nachgewiesen werden.

## Zusammenfassung

Eine familiäre Häufung für Morbus Crohn und Colitis ulcerosa kann nachgewiesen werden. Der Einfluss genetischer Faktoren bzw. von Umweltfaktoren ist noch nicht eindeutig geklärt. So genannte Kandidatengene auf den Chromosomen 16 (NOD2) und 12 wurden in den letzten Jahren identifiziert. Die genetische Veranlagung scheint jedoch beim Morbus Crohn und der Colitis ulcerosa unterschiedlich zu sein.

# 9 Hypothesen zur Ursache und Krankheitsentstehung

## Sind Morbus Crohn und Colitis ulcerosa unterschiedliche Erkrankungen?

Morbus Crohn und Colitis ulcerosa konnten bis Anfang der siebziger Jahre diagnostisch nicht sicher voneinander getrennt werden, sodass beide Krankheitsbilder häufig zusammen betrachtet wurden. Epidemiologische Studien (Morbus Crohn und Colitis ulcerosa können in Familien von Patienten, die an einer der beiden Krankheiten leiden, gehäuft auftreten) weisen auf mögliche gemeinsame Vererbungsmerkmale hin. Die Art der Entzündung des Darms, unterschiedliche vererbbare Störungen der Barrierefunktion der Darmschleimhaut, klinischer Verlauf und Prognose favorisieren jedoch verschiedene Krankheiten. Die mit der Entfernung des Dickdarms bei Patienten mit Colitis ulcerosa verbundene komplette Heilung lässt an eine organbeschränkte Erkrankung denken. Im Gegensatz dazu werden für den Morbus Crohn typische Veränderungen in sämtlichen Abschnitten des Magen-Darm-Trakts gefunden. Nach den gegenwärtig vorliegenden, noch lückenhaften wissenschaftlichen Erkenntnissen könnten die chronisch entzündlichen Darmerkrankungen wie folgt entstehen:

Aufgrund bestimmter genetisch festgelegter Veränderungen ist die Schleimhaut des Darms von Patienten durchlässiger, d. h. der Darm als Barriere zwischen Außenwelt und Körperinnerem trennt nicht so wie bei der Normalbevölkerung. Fremdeiweiße (bisher nicht eindeutig identifizierte Nahrungsbestandteile, Bakterien oder Viren) dringen in die Darmwand ein und rufen eine Abwehrreaktion der üblicherweise in der Darmwand sehr vielfältig vertretenen Abwehrzellen (weiße Blutkörperchen) hervor. Diese Abwehrreaktion, die einer Entzündung entspricht, kann nun aufgrund eines wahrscheinlich wiederum genetisch festgelegten Fehlers nicht mehr abgeschaltet werden.

Selbstverständlich bleiben in diesem Zusammenhang noch viele Fragen unbeantwortet. Mit großer Warscheinlichkeit werden Morbus Crohn und Colitis ulcerosa nicht durch einen jeweils einzelnen Faktor verursacht. Eine Vielzahl von Veränderungen und Einflüssen ist nötig, um die verschiedenen Krankheitsbilder auszulösen.

Familienstudien und epidemiologische Daten erbrachten bislang keinen Hinweis auf eine Ansteckungsgefahr (Infektiosität) der chronisch entzündlichen Darmerkrankungen. Die Seltenheit von Erkrankungen bei Ehepartnern spricht ebenfalls gegen eine infektiöse Ursache.

## Welche Rolle spielt die Ernährung bei der Krankheitsentstehung?

Chronisch entzündliche Darmerkrankungen sind Krankheitsbilder, die erst seit etwa achtzig Jahren beschrieben werden. Möglicherweise steht die in diesem Zeitraum deutlich veränderte Ernährung, zumindest in den westlichen Industriestaaten, in einem Zusammenhang mit der Krankheitsursache. Auch heute weisen beide Erkrankungen eine höhere Inzidenz in westlichen Industrieländern als in weniger industrialisierten Ländern und in Entwicklungsländern auf. Die in diesem Zusammenhang diskutierten Ernährungsfaktoren sind insbesondere raffinierte Zucker, gehärtete Fette (sog. Transfettsäuren), Milchzucker und Karragenine (Substanzen, die aus Algen gewonnen und von der Nahrungsmittelindustrie in großem Umfang als Stabilisatoren eingesetzt werden).

Allerdings konnte bisher weder eine Ausheilung der Erkrankung noch eine Verbesserung des Krankheitsverlaufs durch diätetische Maßnahmen nachgewiesen werden.

Verschiedene Untersuchungen zeigten, dass Patienten mit Morbus Crohn als Kinder über wesentlich kürzere Zeiten gestillt wurden als vergleichbare gesunde Menschen. Dies kann bedeuten, dass entweder das Stillen selbst einen schützenden Effekt hat oder dass die Flaschennahrung zu einer z. B. immunologisch vermittelten Schädigung des Darms führt.

### Zusammenfassung

Bislang konnten weder ein einzelnes infektiöses Agens (Virus oder Bakterium) noch bestimmte Nahrungsbestandteile als Verursacher des Morbus Crohn bzw. der Colitis ulcerosa identifiziert werden.

Eine Infektiosität beider Erkrankungen beim Menschen ist unwahrscheinlich.

Ein ursächlicher Zusammenhang zwischen Ernährungsfaktoren, Entstehung und Verlauf von Morbus Crohn und Colitis ulcerosa ist nicht belegt.

# 10 Welche Begleiterscheinungen treten bei Morbus Crohn und Colitis ulcerosa außerhalb des Magen-Darm-Trakts auf?

In Verbindung mit dem Morbus Crohn können vielfältige begleitende Beschwerden oder Erkrankungen außerhalb des Magen-Darm-Trakts auftreten (vgl. Abb. 11).

*Hautveränderungen* entstehen in Form von schubweise auftretenden blauroten, schmerzhaften, knotigen Verdickungen (Infiltrationen) an den Streckseiten der Unterschenkel; man spricht dann von einer Knotenrose (Erythema nodosum).

An Armen und Beinen kann eine weitere Hauterkrankung auftreten, die wie ein »Pustelausschlag« beginnt und zu münz- bis handtellergroßen Hautgeschwüren führen kann. Man spricht dann von einem Pyoderma gangraenosum. Dieses heilt bei entsprechender Behandlung unter Narbenbildung ab.

Inwieweit die Schuppenflechte (Psoriasis vulgaris) häufiger beim Morbus Crohn als in der übrigen Bevölkerung vorkommt, bedarf noch weiterer Untersuchungen.

Eine weitere Begleiterscheinung beim Morbus Crohn stellen *Gelenkbeschwerden* dar. Schmerzen in den großen Gelenken von Armen und Beinen sowie Schmerzen im Bereich des Kreuzbeins und der Wirbelsäulen können in Verbindung mit dem Morbus Crohn vorkommen. Man spricht dann von Begleitarthralgien. Es kann dabei zu entzündlichen Veränderungen zwischen Darm- und Kreuzbein kommen. Gelenkbeschwerden treten insgesamt bei etwa 25% der Patienten mit einem Morbus Crohn auf. Die Häufigkeit dieser Begleiterscheinungen ist abhängig von der Ausdehnung des Morbus Crohn, also davon, ob nur die letzte

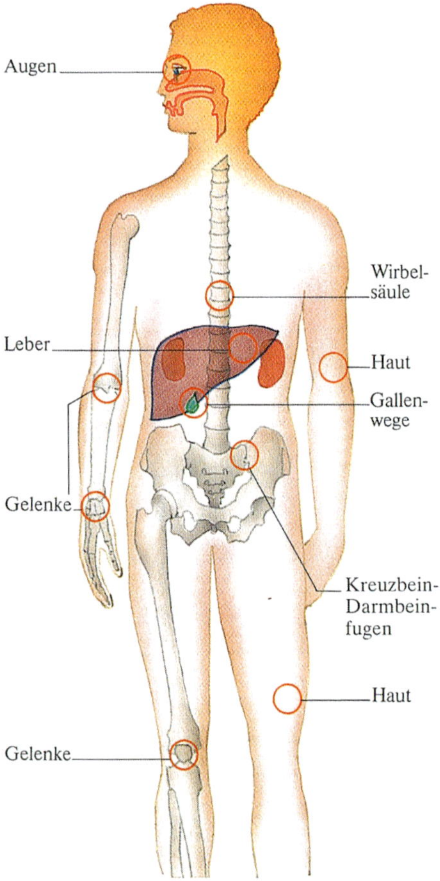


Abb. 11: Lokalisation möglicher Begleiterkrankungen beim Morbus Crohn außerhalb des Magen-Darm-Trakts

Dünndarmschlinge befallen ist oder z. B. die letzte Dünndarmschlinge und der gesamte Dickdarm.

Chronisch entzündliche Veränderungen der Wirbelsäulengelenke – einschließlich des Bandapparats –, der Bandscheiben und wirbelsäulennaher Gelenke können ebenfalls vorkommen (Morbus Bechterew).

Veränderungen der *Mundschleimhaut* in Form schmerzhafter, bis zu linsengroßer, rundlicher, geröteter Infiltrate mit einem gelblich-gräulichen Belag (Aphthen) können ein Begleitsymptom des Morbus Crohn sein. Weniger häufig finden sich Geschwüre des Mundbodens, des Gaumens oder der Lippen. In seltenen Fällen treten Schwellungen der Lippen und ausgedehntere Veränderungen der Mundschleimhaut auf.

*Augenveränderungen* in Form von Entzündungen der Bindehaut und anderer Augenabschnitte kommen begleitend zum Morbus Crohn vor.

*Gallenblasensteine* können bei Patienten mit der Crohn-Krankheit entstehen. In einer großen Untersuchungsserie wurden sie besonders bei Patienten mit einem Morbus Crohn gefunden, bei denen die letzte Dünndarmschlinge krankhaft verändert war.

Ebenfalls können *Nierensteine* eine Komplikation der Crohn-Krankheit darstellen. Am häufigsten werden diese durch eine erhöhte Aufnahme der so genannten Oxalsäure mit nachfolgender Bildung von Oxalatsteinen verursacht. Durch Vermeidung besonders oxalsäurehaltiger Nahrungsmittel und durch zusätzliche Gabe von Kalzium kann die vermehrte Aufnahme von Oxalsäure gesenkt werden.

Durch entzündliche Prozesse im rechten Unterbauch mit Verklebung von Darmschlingen und Ausbildung eines so genannten Konglomerats kann eine Einengung des Harnleiters entstehen; dadurch ist der freie Abfluss des Urins aus der Niere behindert; es resultiert ein *Harnstau*. In der Regel ist dieser einseitig.

Leber und Gallenwege können bei chronisch entzündlichen Darmerkrankungen verändert sein. Diese Begleiterkrankungen werden an veränderten Blutwerten (Leberenzymen) abgelesen. Mikroskopisch finden sich in der Leber manchmal Granulome (knötchenförmige Anhäufungen bestimmter Zellen), wie sie auch in der Darmschleimhaut nachweisbar sind. In seltenen Fällen treten entzündliche Veränderungen der Gallenwege (primär sklerosierende Cholangitis) auf, die allerdings erst durch spezielle Untersuchungen festgestellt werden können.

## Zusammenfassung

Eine Beteiligung anderer Organe ist bei Morbus Crohn und Colitis ulcerosa möglich. Insbesondere können Gelenkbeschwerden, Hautveränderungen, Augenentzündungen, seltener eine Beteiligung von Leber und Gallenwegen, Gallenblasen- und Nierensteine auftreten. Manchmal stehen Hautveränderungen und Augenentzündungen unklarer Ursache sowie unbestimmte Gelenkbeschwerden am Beginn der Crohn-Krankheit. Meistens treten diese Begleiterkrankungen auf, wenn die Aktivität der entzündlichen Darmerkrankung ansteigt.

# 11 Schwangerschaft und Morbus Crohn

Da die Crohn-Krankheit überwiegend die jüngeren Altersgruppen betrifft, stellen sich für erkrankte Frauen hinsichtlich einer *Schwangerschaft* verschiedene Fragen:

- Ist nach Feststellung dieser Krankheit eine Schwangerschaft überhaupt möglich?
- Ist bei dieser Erkrankung die Fruchtbarkeit herabgesetzt?
- Beeinflusst der Morbus Crohn den Schwangerschaftsverlauf und die Kindesentwicklung?
- Beeinflusst umgekehrt die Schwangerschaft den Verlauf des Morbus Crohn?
- Kann der Morbus Crohn, falls während der Schwangerschaft eine Verschlechterung eintritt, mit Medikamenten behandelt werden, und was bedeutet eine Medikamentenbehandlung für das Kind?
- Können Frauen mit einem Morbus Crohn nach Operationen, eventuell mit der Folge eines endgültigen oder vorübergehenden künstlichen Darmausgangs, schwanger werden?

Grundsätzlich gilt nach verschiedenen umfangreichen Untersuchungen über Schwangerschaftsverläufe bei Frauen mit einem Morbus Crohn, dass diese Erkrankung *keinesfalls* eine Schwangerschaft verbietet oder unmöglich macht. Allgemeine Empfehlungen, an einem Morbus Crohn erkrankte Frauen sollten eine Schwangerschaft vermeiden, sind *nicht* angebracht. Wenn bestimmte Gesichtspunkte beachtet werden, können erkrankte ebenso wie gesunde Frauen einen unkomplizierten Schwangerschaftsverlauf erwarten. Dies gilt im Übrigen auch für jene Frauen, bei denen wegen eines ausgedehnten Morbus Crohn und erfolgloser Medikamentenbehandlung eine Darmoperation mit Anlage eines künstlichen Darmausgangs notwendig wurde.

Allgemein ist davon auszugehen, dass sich die Fruchtbarkeit von Frauen mit einem Morbus Crohn nicht von der gesunder Frauen unterscheidet. Allerdings kann sie in Phasen erhöhter Krankheitsaktivität im Vergleich zur normalen Bevölkerung herabgesetzt sein. Diese verminderte Fruchtbarkeit ist dann ein Resultat der augenblicklichen Schwere der Erkrankung. Die ausbleibende Periodenblutung in einer solchen Krankheitsphase macht die Umstellung des Hormonzyklus deutlich. In einem solchen Stadium der Erkrankung ist ohnehin eine Schwangerschaft zu vermeiden, zumal eine sehr intensive Behandlung mit hohen Medikamentendosen notwendig wird.

In umfangreichen Studien hat sich gezeigt, dass die meisten Frauen mit einem Morbus Crohn in einer Phase geringer Krankheitsaktivität schwanger wurden.

Beginnt die Erkrankung erstmals *während* einer Schwangerschaft oder unmittelbar nach der Entbindung (plötzliche Durchfälle und Bauchschmerzen im Wochenbett), kann es zu einem schweren Krankheitsverlauf kommen. Durch die heutigen Behandlungsmöglichkeiten (Medikamente, Sondenernährung) kann jedoch die Entzündungsaktivität ausreichend unterdrückt werden. Grundsätzlich stellt die Verschlechterung des Morbus Crohn keinen Grund zur Schwangerschaftsunterbrechung dar, zumal der Nutzen einer solchen Unterbrechung für den Krankheitsverlauf nicht bewiesen ist. Nur in seltenen Fällen, bei Auftreten schwerer Komplikationen wie Darmverschluss oder Darmdurchbruch und der Notwendigkeit einer chirurgischen Behandlung, kann in der Frühschwangerschaft eine Unterbrechung oder in der Spätschwangerschaft eine vorzeitige Entbindung erforderlich sein; aber hierbei handelt es sich um Ausnahmen. Insgesamt ist eine nachteilige Wirkung der Schwangerschaft auf den Krankheitsverlauf selten.

## Einfluss des Morbus Crohn auf die Schwangerschaft

Eine wichtige Frage gilt dem Einfluss der Darmerkrankung auf den Schwangerschaftsverlauf und die Entwicklung des ungeborenen Kindes. Nach Analyse einer großen Zahl von Schwangerschaften bei Frauen mit Morbus Crohn wurde festgestellt, dass sich die Wahrscheinlichkeit, ein gesundes Kind zu gebären, zwischen diesen und gesunden Frauen *nicht* unterscheidet; d. h. die Häufigkeit von Fehl- oder Totgeburten sowie angeborenen Fehlbildungen lag bei den kranken Frauen *nicht* höher als in der übrigen Bevölkerung. Auch Untergewicht und Unreife des Kindes traten bei Schwangeren mit einem Morbus Crohn nicht häufiger auf als in der Normalbevölkerung. Die wenigen in der Literatur beschriebenen Fehlbildungen von Kindern erkrankter Mütter sind so verschiedenartig, dass *kein* Zusammenhang mit der Darmerkrankung der Frauen anzunehmen ist. Zu einer erhöhten Zahl von Fehlgeburten kann es kommen, wenn der Morbus Crohn während einer Schwangerschaft erstmals auftritt oder sich bei bereits bekannter Erkrankung eine sehr hohe Entzündungsaktivität entwickelt.

Allgemein kann gesagt werden, dass der Morbus Crohn auf den Schwangerschaftsverlauf keinen ungünstigen Einfluss ausübt.

## Verlauf des Morbus Crohn während der Schwangerschaft

Wie verhält es sich umgekehrt? Beeinflusst die Schwangerschaft den Morbus Crohn, d. h. den Verlauf dieser Erkrankung? Nach verschiedenen Untersuchungsreihen bei insgesamt 437 Schwangeren mit einem Morbus Crohn kam es *bei etwa 75 % der Frauen zu keiner Veränderung des Krankheitsverlaufs*. Kommt es während der Schwangerschaft zu einer Verschlechterung der Erkrankung, so tritt sie meistens im ersten Abschnitt der Schwangerschaft oder in der Phase nach der Entbindung auf, seltener verschlechtert sich der Morbus Crohn im zweiten oder dritten Schwangerschaftsabschnitt. Möglicherweise hängt diese Erscheinung mit veränderten Hormonkonzentrationen im Blut zusammen. Befindet sich der Morbus Crohn zu Beginn einer Schwangerschaft in einer Ruhephase, so ist davon auszugehen, dass der Krankheitsverlauf unverändert bleibt. Besteht zu Beginn der Schwangerschaft eine erhöhte Entzündungsaktivität, so kommt es eher zu einer Verschlechterung oder zu einer Zunahme der Beschwerden. Auch diese Beobachtung zeigt, dass der Schwangerschaftsbeginn möglichst in der ruhigen, inaktiven Phase der Crohn-Krankheit liegen sollte.

Weder von 5-Aminosalicylsäure-haltigen Medikamenten (5-ASA) noch von den Steroiden sind bei schwangeren Frauen mit einem Morbus Crohn schädigende Wirkungen auf das Ungeborene beschrieben worden. Beide Substanzen bzw. ihre Abbauprodukte passieren zwar den Mutterkuchen und können somit in den Blutkreislauf des Kindes übergehen, jedoch geschieht dies in so geringen Mengen, dass eine Schädigung bisher nicht beobachtet wurde. In jedem Fall sollte zur Betreuung von Mutter und Kind eine sehr enge Zusammenarbeit zwischen Gastroenterologen, Geburtshelfern und Kinderärzten stattfinden.

Wünscht eine Mutter ihr Kind zu stillen, während sie mit 5-ASA-haltigen Medikamenten behandelt wird, muss ihr davon nicht abgeraten werden. Zwar gehen auch Teile des Medikaments in die Muttermilch über, die Konzentrationen, die das Kind aufnimmt, sind jedoch vernachlässigbar klein. Die Kortisonmedikation sollte während der Stillperiode auf eine Minimaldosis herabgesetzt werden.

# Behandlung des Morbus Crohn während der Schwangerschaft

*Welche Medikamente dürfen zur Behandlung des Morbus Crohn während der Schwangerschaft eingesetzt werden? Welchen Einfluss haben sie auf das ungeborene Kind, und dürfen sie in der Stillperiode eingenommen werden?*

Grundlage der medikamentösen Behandlung des Morbus Crohn sind Steroide. Seltener werden zellhemmende Substanzen eingesetzt, manchmal werden Behandlungen mit Metronidazol versucht.

Wenn möglich, wird man versuchen, während einer Schwangerschaft ohne Medikamente auszukommen. Häufiger ist jedoch die Fortführung der Behandlung notwendig, entweder um eine Verschlechterung zu verhindern oder um eine erhöhte Entzündungsaktivität zurückzudrängen. Medikamente wie Azathioprin, 6-Mercaptopurin oder Metronidazol sollten in der Schwangerschaft *nicht* eingesetzt werden (vgl. Kapitel über unerwünschte Arzneimittelwirkungen, S. 100 ff.).

Ein nachteiliger Einfluss der am häufigsten eingesetzten Medikamente 5-Aminosalicylsäure und Steroide auf die weibliche Fruchtbarkeit ist *nicht* bekannt. Eine Schwangerschaft während der Behandlung mit Azathioprin oder Metronidazol sollte wegen möglicher schädigender Wirkung auf das ungeborene Kind vermieden werden. Bei Kinderwunsch sollte Azathioprin 6 Monate vor Zeugung bzw. Empfängnis abgesetzt werden. Eine Schwangerschaft unter Azathioprin ist kein Grund für eine Schwangerschaftsunterbrechung, ebenso muss das Medikament nicht in jedem Fall abgesetzt werden. Salazosulfapyridin kann bei Männern zu einer vorübergehenden verminderten Fruchtbarkeit durch Reifungsstörung und Herabsetzung der Zahl der Samenzellen führen. Nach Absetzen des Medikaments kommt es zu einer vollständigen Normalisierung. Komplikationen des Morbus

Crohn, wie Fisteln zwischen einem Darmsegment und den äußeren oder inneren weiblichen Geschlechtsorganen, können eine erhebliche Einschränkung der Empfängnis bewirken.

## Schwangerschaft und Ileostoma

Frauen, die wegen des Morbus Crohn operiert wurden und einen künstlichen Darmausgang (Ileostoma) haben, gebären mit gleicher Wahrscheinlichkeit ein gesundes Kind wie gesunde Frauen. Die Schwangerschaftsverläufe bei Frauen mit einem Ileostoma unterscheiden sich nicht hinsichtlich Gewichtszunahme und Einsetzen der Wehentätigkeit von gesunden Frauen; auch das Gewicht der geborenen Kinder ist in beiden Gruppen vergleichbar. Ebenso zeigt der Verlauf unmittelbar nach der Entbindung keine Unterschiede zwischen erkrankten und gesunden Frauen. Bei 60 % der Ileostomaträgerinnen war nach einer Untersuchungsserie die Geburt auf natürlichem Weg möglich, bei 40 % musste wegen postoperativer Verwachsungen ein Kaiserschnitt vorgenommen werden.

Es versteht sich von selbst, dass dieser Kreis von Frauen während einer Schwangerschaft regelmäßig und intensiv gemeinsam von Frauenarzt, Chirurg und Internist betreut werden sollte.

### Zusammenfassung

Frauen mit einem Morbus Crohn können und dürfen schwanger werden, ohne dass sie sich selbst oder das ungeborene Kind gefährden. Der Schwangerschaftsbeginn sollte in der ruhigen, inaktiven Krankheitsphase liegen. In der aktiven Erkrankungsphase dagegen sollte eine Schwangerschaft vermieden werden. Die Fort- oder Durchführung einer Behandlung mit 5-ASA und/oder Steroiden während der Schwangerschaft ist ohne Gefährdung für das Kind möglich. Die Medikamente sollten am Schwangerschaftsbeginn nicht abgesetzt werden, es sei denn, es geschieht in Absprache mit einem erfahrenen Arzt, der den bisherigen Krankheitsverlauf überblickt.

Eine vorausgegangene Darmoperation oder ein Ileostoma stellt keinen Grund dar, eine Schwangerschaft zu verhindern.

Wenn eine Schwangerschaft gewünscht ist, sollte sich die betroffene Frau mit ihrem Arzt, der über die genaue Ausdehnung und den Grad der Entzündung informiert ist, zunächst beraten. Nach Feststellung der Entzündungsaktivität muss über die Behandlung oder das Absetzen der Medikamente entschieden werden.

Sollten Komplikationen des Morbus Crohn vorliegen, z. B. ausgedehnte Fisteln, sehr schlechter Ernährungszustand, weitgehende Verengung eines Darmabschnitts mit immer wiederkehrenden krampfartigen Schmerzen, so ist von einer Schwangerschaft zunächst abzuraten und die Komplikation zu beseitigen.

Wenn bei einer ersten Schwangerschaft während der Crohn-Krankheit Probleme aufgetreten sind, müssen diese während einer zweiten Schwangerschaft nicht zwangsläufig folgen.

Während einer Schwangerschaft sollte eine regelmäßige Betreuung gemeinsam durch Frauenarzt und Internist angestrebt werden, um bei ersten Anzeichen einer Verschlechterung des Morbus Crohn eine entsprechende Behandlung einzuleiten.

# 12 Schwangerschaft und Colitis ulcerosa

Wie bereits für den Morbus Crohn beschrieben, ergeben sich im Zusammenhang mit einer Schwangerschaft auch bei Patientinnen mit Colitis ulcerosa folgende Fragen:

- Wird die Schwangerschaft durch Colitis ulcerosa gefährdet?
- Ist bei Patientinnen mit Colitis ulcerosa die Fruchtbarkeit beeinträchtigt?
- Beeinflusst die Schwangerschaft den Verlauf der Colitis ulcerosa?
- Welche Rolle spielen die Medikamente während der Schwangerschaft?

Schädigungen des Kindes wie Untergewicht, Unreife, Missbildungen oder Totgeburt treten bei Patientinnen mit Colitis ulcerosa nicht häufiger auf als in der Normalbevölkerung.

Die Fruchtbarkeit ist bei diesen Patientinnen in keiner Weise eingeschränkt. Nach einer großen Untersuchung in England wurden nur 6,8 % der Frauen mit Colitis ulcerosa und bestehendem Kinderwunsch nicht schwanger, verglichen mit etwa 10 % aus der Normalbevölkerung.

## Beeinflusst die Schwangerschaft die Colitis ulcerosa?

Etwa ein Drittel der Patientinnen ohne erhöhte Entzündungsaktivität erleidet während der Schwangerschaft einen entzündlichen Schub mit vermehrten Beschwerden; am häufigsten treten diese im ersten Schwangerschaftsdrittel auf, seltener im Wochenbett. Während früher der Krankheitsverlauf von Patientinnen, bei denen die Colitis ulcerosa erstmals während der Schwangerschaft oder im Wochenbett auftrat, als besonders ungünstig angesehen wurde, wird dies heute bei einer möglichen und frühzeitigen Anwendung von Medikamenten (5-ASA, Kortisonpräparate) nicht mehr befürchtet.

## Medikamentöse Behandlung und Schwangerschaft

Wie bereits in dem Kapitel über Zusammenhänge Morbus Crohn/Schwangerschaft beschrieben, gibt es keine Hinweise dafür, dass Mutter und Kind durch die medikamentöse Behandlung mit 5-ASA- oder Kortisonpräparaten geschädigt werden. Vielmehr ist ein Absetzen der Medikamente während der Schwangerschaft, auch im Hinblick auf die mögliche Zunahme der Entzündungsaktivität der Colitis ulcerosa, ungünstig und keinesfalls gerechtfertigt. Das Risiko einer Verschlechterung der Colitis ulcerosa während der Schwangerschaft ist weitaus größer als befürchtete unerwünschte Arzneimittelwirkungen.

Bei Eintritt einer Schwangerschaft sollte die Patientin gemeinsam mit dem betreuenden Gynäkologen und einem mit der Erkrankung vertrauten Arzt über die weitere Behandlung entscheiden.

5-ASA muss während der Stillzeit nicht abgesetzt werden. Die Konzentrationen des Medikaments in der Muttermilch sind relativ gering; die Mengen, die auf das Kind übergehen, sind vernachlässigbar klein.

## Zusammenfassung

Die Colitis ulcerosa hat keinen negativen Einfluss auf den Verlauf der Schwangerschaft.

Umgekehrt kann die Schwangerschaft bei etwa einem Drittel der Patientinnen mit Colitis ulcerosa die Erkrankung verschlimmern. Dank der heutigen Behandlungsmöglichkeiten sind diese Verschlechterungen jedoch beherrschbar.

Die Fruchtbarkeit ist bei Patientinnen mit Colitis ulcerosa nicht eingeschränkt.

Während der Schwangerschaft sollte die medikamentöse Behandlung fortgeführt werden.

Während der Schwangerschaft sollte eine regelmäßige gemeinsame Betreuung durch einen erfahrenen Internisten und den Gynäkologen erfolgen.

# 13 Ist das Krebsrisiko bei chronisch entzündlichen Darmerkrankungen erhöht?

Mögliche Zusammenhänge zwischen bösartigen Tumoren des Dünn- und Dickdarms und Colitis ulcerosa oder Morbus Crohn werden immer wieder diskutiert. Seit 1928 wurden zunächst verschiedene Einzelbeobachtungen über das Auftreten eines Dickdarmkarzinoms bei Colitis ulcerosa mitgeteilt. Erst später wurde in großen epidemiologischen Studien systematisch der Frage nachgegangen, ob für Patienten mit einer Colitis ulcerosa tatsächlich ein erhöhtes Krebsrisiko besteht. Seit Mitte der siebziger Jahre hat man versucht, mit gleicher Fragestellung verlässliche Daten auch für den Morbus Crohn zu erheben.

In diesem Zusammenhang ergeben sich mehrere Fragen:

- Ist das Krebsrisiko für Patienten mit Colitis ulcerosa oder Morbus Crohn im Vergleich zur Normalbevölkerung tatsächlich erhöht?
- Welche Faktoren spielen im Einzelnen für das Krebsrisiko eine Rolle, und wie hoch ist das Risiko einzuschätzen?
- Ist für den einzelnen Patienten ein individuelles Risiko abschätzbar?
- Sind regelmäßige »Überwachungsuntersuchungen« notwendig? Wie müssen diese durchgeführt werden, und welche Möglichkeiten der Früherkennung gibt es?
- Muss bei stark erhöhtem Risiko nach langer Laufzeit der Colitis ulcerosa die chirurgische Entfernung des Dickdarms (Kolektomie) erfolgen?

Diese Fragen sollen für die Colitis ulcerosa und den Morbus Crohn getrennt beantwortet werden, zumal es hinsichtlich des Krebsrisikos zwischen beiden Erkrankungen statistische Unterschiede gibt.

## Colitis ulcerosa und Krebsrisiko

Sehr sorgfältig durchgeführte Studien mit großen Patientenkollektiven haben für Patienten mit Colitis ulcerosa ein erhöhtes Risiko ergeben, im Krankheitsverlauf an einem bösartigen Dickdarmtumor zu erkranken. Das Ausmaß des Krebsrisikos wird sehr unterschiedlich angegeben; diese differierenden Angaben resultieren aus unterschiedlichen Patientengruppen, die untersucht wurden. So ist es ein wesentlicher Unterschied, ob nur Patienten aus einem spezialisierten Krankenhaus oder ob alle Patienten aus einer bestimmten Region eines Landes, die an Colitis ulcerosa erkrankt sind, beobachtet und untersucht werden.

Eine schwedische Arbeitsgruppe hat Ergebnisse vorgelegt, die durch eine Untersuchung an 3117 Patienten mit Colitis ulcerosa in sechs Bezirken Schwedens gewonnen wurden. Dabei zeigt sich, dass die Häufigkeitsrate für ein Dickdarmkarzinom, insbesondere bei Patienten mit einer Colitis ulcerosa des gesamten Dickdarms (Pankolitis), verglichen mit der Normalbevölkerung, deutlich erhöht ist; bei einer Colitis ulcerosa, die auf den linken Dickdarm (»linksseitige Kolitis«) beschränkt ist, liegt ein mäßig erhöhtes Risiko vor.

Folgende Faktoren beeinflussen dieses Risiko:

- Das Krebsrisiko nimmt mit der Ausdehnung der Colitis ulcerosa zu. Patienten mit einer Kolitis des gesamten Dickdarms haben ein höheres Risiko als jene mit einer nur auf den linken Dickdarm beschränkten Erkrankung. Der Zeitraum zwischen dem Beginn der Colitis ulcerosa und der Krebsentstehung ist für die Lokalisation der Kolitis nicht unterschiedlich; er beträgt im Mittel 21 Jahre.

- Es besteht ein klarer Zusammenhang zwischen Krebsrisiko und Krankheitsdauer. Mit zunehmender Krankheitsdauer der Colitis ulcerosa nimmt die Gefahr, dass sich ein Dickdarmkarzinom entwickelt, kontinuierlich zu.
- Das Alter der Patienten bei Diagnosestellung der Colitis ulcerosa scheint ein unabhängiger Risikofaktor zu sein.
- Die Aktivität der Entzündung der Darmschleimhaut hat im Zusammenhang mit der Karzinomentstehung eine untergeordnete Bedeutung. Auch in Schleimhautbezirken ohne aktive Entzündung können Karzinome entstehen.
- Die konsequente Langzeitbehandlung mit 5-ASA-haltigen Medikamenten verringert möglicherweise langfristig das Darmkrebsrisiko.

## Vermehrtes Auftreten von Karzinomen außerhalb des Dickdarms bei Colitis ulcerosa?

In der Fachliteratur finden sich Mitteilungen über bösartige Tumoren außerhalb des Dickdarms bei Patienten mit Colitis ulcerosa insbesondere im Bereich der Gallenwege.

## Gibt es Vorstadien einer bösartigen Entwicklung, die frühzeitig entdeckt werden können?

Durch die wirksame medikamentöse Behandlung können auch schwere Verläufe der Colitis ulcerosa über viele Jahre erfolgreich beherrscht werden. Sowohl dem Patienten als auch dem behandelnden Arzt fällt in einer solchen Situation der Entschluss zur chirurgischen Entfernung des gesamten Dickdarms schwer. Bei langer, mehr als zehnjähriger Laufzeit der Erkrankung muss jedoch die Voraussetzung dafür geschaffen werden, möglichst frühzeitig die Entwicklung einer bösartigen Neubildung zu erkennen.

Eine Möglichkeit besteht in der Erfassung einer so genannten *Dysplasie*; dabei handelt es sich um Neubildungen, die als Vorstufe zur Karzinomentstehung gelten. Man weiß, dass sich bösartige Tumoren über diese Zellveränderungen entwickeln. Diese Dysplasien sind in den Gewebeproben, die während der Dickdarmspiegelung entnommen werden, erkennbar und entsprechen noch nicht einem bösartigen Wachstum. Sie können in der Umgebung von Tumoren oder auch weit entfernt in nicht bösartig veränderter Schleimhaut gefunden werden. Die Erkennung dysplastischer Schleimhautveränderungen in der Krebsvorsorge ist heute unumstritten.

## Wie sollen Überwachungsuntersuchungen durchgeführt werden?

Da man in den Gewebeproben Dysplasien als mögliche Vorstufe der Krebsentstehung erkennen kann, ist man davon ausgegangen, dass durch regelmäßige Dickdarmspiegelungen mit Gewebeentnahme zu einem höheren Prozentsatz Karzinome im frühen Stadium oder Zellveränderungen mit der Möglichkeit der Entartung zu entdecken sind und dass durch eine rechtzeitige Operation die Lebensaussichten des Patienten verbessert werden können. Dieses Vorgehen ermöglicht es, zumindest in einem bestimmten Prozentsatz, der Krebsentstehung vorzubeugen. Weitere Studien müssen zeigen, ob dieser Ansatz die Erfolge zeitigt, die davon erhofft werden, oder ob zukünftig bessere Methoden zur Verfügung stehen werden, um frühzeitig eine Karzinomentwicklung zu erkennen.

Zum gegenwärtigen Zeitpunkt wird so vorgegangen, dass nach einem Krankheitsverlauf von 7–10 Jahren bei der Pankolitis mit jährlichen Koloskopien begonnen wird; bei der linksseitigen Kolitis beginnen die Überwachungsuntersuchungen zu einem späteren Zeitpunkt, etwa zwanzig Jahre nach Krankheitsbeginn. Bei den sehr sorgfältig durchgeführten Dickdarmspiegelungen sollen in kurzen Abständen aus verschiedenen Schleimhautarealen Gewebeproben entnommen werden. Das weitere Vorgehen richtet sich nach den feingeweblichen Befunden und dem Ausmaß eventuell dokumentierter Dysplasien.

Wird eine schwere, hochgradige Dysplasie gefunden, sollte die Entfernung des Dickdarms (Kolektomie) mit Anlage eines *pouch* (engl. Sack, Tasche) oder eines Ileostomas erfolgen. Diese Operation bedeutet dann gleichzeitig die Heilung der Kolitis-Erkrankung und die Beseitigung eines potenziellen Krebsrisikos.

Allerdings liefern die genannten regelmäßigen jährlichen Untersuchungen keine absolute Garantie, frühzeitig genug und in jedem Fall rechtzeitig bösartige Veränderungen der Schleimhaut zu entdecken. Deshalb muss gemeinsam mit dem behandelnden Arzt, eventuell unter Hinzuziehung eines Arztes mit besonderer Erfahrung in der Behandlung dieser Erkrankung, entschieden werden, ob nach entsprechend langem Krankheitsverlauf der Colitis ulcerosa eine Dickdarmentfernung, unabhängig von den Ergebnissen der Überwachungsuntersuchung, erfolgen soll.

## Krebsrisiko beim Morbus Crohn?

Eine Erhöhung des Risikos, an einem Dünndarmkrebs zu erkranken, ist aufgrund der Seltenheit dieses Tumors statistisch nur schwer zu beweisen. Die Häufigkeit von Dünndarmtumoren wird in der Normalbevölkerung mit 1 : 100 000 pro Jahr als sehr niedrig angegeben. In verschiedenen Untersuchungen wurden einzelne Patienten mit Dünndarmtumoren bei Morbus Crohn beschrieben. Es fiel dabei auf, dass die Mehrzahl der Tumoren in der letzten Dünndarmschlinge (terminales Ileum) oder in einer operativ von der normalen Nahrungspassage ausgeschlossenen Darmschlinge lokalisiert war. Dieses Operationsverfahren wird heute nicht mehr angewandt.

Eine schwedische Arbeitsgruppe hat nach Untersuchungen an 1655 Patienten mit einem Morbus Crohn ein erhöhtes Risiko für ein Dickdarmkarzinom mitgeteilt, das jedoch deutlich unter dem der Patienten mit Colitis ulcerosa liegt. Das erhöhte Risiko betraf nicht die Patienten mit einem Crohn-Befall des terminalen Ileums, wohl aber jene, bei denen ein Befall des terminalen Ileums und Dickdarms oder bei denen ein ausgedehnter Befall des Dickdarms vorlag.

Langjährig bestehende chronische Fisteln neigen möglicherweise zu besonderen Karzinomen der Haut, wenngleich auch für diese Annahme sichere Daten fehlen; allerdings ist nach Einzelbeobachtungen auf diesen möglichen Zusammenhang hingewiesen worden.

Aufgrund der Seltenheit des Auftretens eines Karzinoms bei Patienten mit einem Morbus Crohn erscheint es gegenwärtig nicht gerechtfertigt, zur Vorbeugung regelmäßige endoskopische Überwachungsuntersuchungen durchzuführen. Gleichwohl verdienen alle Verengungen des Dickdarms besondere Aufmerksamkeit.

## Zusammenfassung

Das Risiko, an einem Dickdarmkrebs zu erkranken, ist für Patienten mit einer Colitis ulcerosa deutlich höher als in der Normalbevölkerung; dies gilt insbesondere für Patienten mit einer Pankolitis. Krankheitsdauer, Ausdehnung der Erkrankung und jugendliches Alter bei Krankheitsbeginn sind Faktoren, die das Krebsrisiko erhöhen.

Durch eine regelmäßige endoskopische Überwachung (Dickdarmspiegelung) mit stufenweiser Entnahme von Gewebeproben besteht die Möglichkeit, die Entwicklung eines Karzinoms im Dickdarm frühzeitig zu erkennen. Werden schwere Zellveränderungen (Dysplasien) nachgewiesen, bedeutet die Entfernung des Dickdarms (Kolektomie) eine Heilung.

Das erhöhte Risiko, an einem Karzinom zu erkranken, gilt auch für Patienten mit einem Morbus Crohn, allerdings in deutlich abgeschwächter Form. Die Seltenheit der Tumorerkrankung bei langjährigem Morbus Crohn rechtfertigt es bisher nicht, als Früherkennungsmaßnahme regelmäßige Überwachungsuntersuchungen durchzuführen.

# 14 Behandlung des Morbus Crohn

Da die genaue Ursache der Crohn-Krankheit bislang unbekannt ist, besteht keine Möglichkeit einer an den Ursachen der Krankheit ansetzenden Behandlung. Nebenwirkungsärmere Medikamente wie zum Beispiel die 5-Aminosalicylsäure (Mesalazin) oder die so genannten neuen Kortikosteroide (Budesonid) sind eingeführt. Die Behandlung erfordert nicht nur großes Engagement und lange Therapieerfahrung von Seiten des Arztes, sondern auch die Bereitschaft zur Mitarbeit von Seiten des Patienten. Durch frühzeitiges Aufsuchen eines Arztes bei Beschwerden und durch Wahrnehmung einer konstanten ärztlichen Betreuung können ein schwerer Krankheitsverlauf, drastische Gewichtsabnahme und Komplikationen in den meisten Fällen verhindert oder begrenzt werden. Neben den Medikamenten, die in der Therapie unerlässlich sind, können körperliche Ruhe, eine ausgeglichene Lebensweise, individuell ausgerichtete diätetische Maßnahmen sowie die Berücksichtigung psychosomatischer Aspekte die Behandlung positiv ergänzen. Der Ersatz von lebenswichtigen Substanzen (Vitaminen, Spurenelementen) kommt hinzu. Wenn alle erwähnten Maßnahmen zu keiner Besserung der Erkrankung führen bzw. Komplikationen auftreten, stellt die Operation einen Ausweg dar. Durch die heute zur Verfügung stehenden enteralen Diäten (so genannte Astronautendiäten), die je nach Zusammensetzung getrunken oder über eine Ernährungssonde direkt dem Magen bzw. dem Dünndarm zugeführt werden, kann drohendes Untergewicht verhindert und der Darm über längere Zeit entlastet werden. Die ausschließliche Ernährung über die Venen wird nur noch bei sehr schwer ausgeprägter Krankheit durchgeführt.

## Welche Voraussetzungen müssen vor Beginn einer Behandlung erfüllt sein?

Eine unabdingbare Voraussetzung vor Beginn einer Behandlung ist die Sicherung der Diagnose. Durch die Spiegelung von Dickdarm und letzter Dünndarmschlinge, die Entnahme von Gewebeproben, die Röntgenuntersuchung des Dünndarms sowie Spiegelung von Speiseröhre, Magen und Zwölffingerdarm lässt sich in der Regel die Diagnose Morbus Crohn mit hinreichender Sicherheit stellen. Eine klare, eindeutige diagnostische Zuordnung des Krankheitsbildes ist allerdings bei 10 % der Patienten erst nach längerem Krankheitsverlauf möglich.

Ort und Ausdehnung der Erkrankung, entzündliche Aktivität, Erkrankungsstadium sowie eventuell bestehende Komplikationen *müssen* vor Therapiebeginn *bekannt sein*. Neben diesen Kriterien muss die individuelle Krankheitsgeschichte berücksichtigt werden, d. h. bisheriger Verlauf der Erkrankung, bisherige Therapie, Verträglichkeit von Medikamenten, Bereitschaft des Patienten zur Mitarbeit. Die Krankheitsaktivität wird anhand einer größeren Anzahl von einzelnen Faktoren beurteilt. Durch entsprechende Gewichtung dieser Faktoren wird versucht, die Krankheitsaktivität numerisch in Form von Aktivitätsindizes auszudrücken. Der am häufigsten verwendete Aktivitätsindex (Crohn's disease activity index nach Best, CDAI) berücksichtigt neben einzelnen Messwerten (Körpergewicht, relative Anzahl der roten Blutzellen, Temperatur) auch Angaben des Patienten (Ausmaß und Grad von Bauchschmerzen, Anzahl von Durchfällen oder sehr weichen Stühlen sowie das vom Patienten eingeschätzte Allgemeinbefinden). Dadurch kann die Aktivität der Entzündung bzw. der Crohn-Krankheit definiert und zwischen einem akuten Stadium oder einer Ruhephase der Erkrankung unterschieden werden. Erfolg bzw. Misserfolg einer Behandlung können am Verlauf dieses Indexes abgelesen werden. Das Schema, nach dem der oben genannte Aktivitätsindex berechnet

Punkte

1. Stuhlfrequenz in der letzten Woche ________ x 2 = ________

2. Grad der Bauchschmerzen
(Summe über eine Woche) ________ x 5 = ________

3. Allgemeinbefinden
(Summe über eine Woche) ________ x 7 = ________

4. Andere mit Morbus Crohn assoziierte
Symptome (Zutreffendes bitte ankreuzen):

| Iritis Uveitis | Eryth. nodos. | Pyod. gang. | Stomatit. aphth. | Gelenkschmerz Arthritis |
|---|---|---|---|---|
| ☐ | ☐ | ☐ | ☐ | ☐ |

| Analfissur – fisteln – abszesse | andere Fisteln | Temperaturen über 37°C in der letzten Woche höchster Wert: ________ |
|---|---|---|
| ☐ | ☐ | ☐ |

Anzahl der zutreffenden Punkte ________ x 20 = ________

5. Symptomatische Durchfallbehandlung, wenn ja 1 x 30 = ________

6. Resistenz im Abdomen
nein = 0, fraglich = 2, sicher = 5 x 10 = ________

7. Hämatokrit ________ (Frauen 42 – Hkt,
Männer 47 – Hkt) (Vorzeichen beachten) x 6 = ________

8. Gewicht ______,______ kg Standardgewicht ______,______ kg

$$\left(1 - \frac{\text{Gewicht}}{\text{Standardgewicht}} \times 100\right)$$ (Übergewicht subtrahieren) = ________

**Aktivitätsindex Summe =** ________

Abb. 12: Kriterien zur Bestimmung des Aktivitätsindexes bei Morbus Crohn (Crohn's disease activity index, CDAI nach BEST)

**Wochenbericht des Patienten**

Name ______________________

| | Tag | | | | | | |
|---|---|---|---|---|---|---|---|
| Monat | | | | | | | |
| 1) Anzahl flüssiger oder sehr weicher Stühle | | | | | | | |
| 2) Bauchschmerzen<br>0 keine 1 leicht<br>2 mäßig 3 stark | | | | | | | |
| 3) Allgemeinbefinden<br>0 i. Allg. gut<br>1 nicht ganz gut<br>2 schlecht<br>3 sehr schlecht<br>4 unerträglich | | | | | | | |

Abb. 13: Grundlage für die Berechnung des Aktivitätsindexes bei Morbus Crohn (Angaben des Patienten)

wird, findet sich in Abb. 12. Die Patienten müssen über eine Woche die Zahl der Durchfälle, die Art der Bauchschmerzen und ihr Allgemeinbefinden protokollieren (vgl. Abb. 13).

## Komplikationen

Fisteldurchbrüche mit Abszessbildungen (Eiteransammlungen) und hohem Fieber, Darmverschluss, schwere Blutung und Darmdurchbruch mit freier Verbindung zur Bauchhöhle müssen unverzüglich operiert werden. Eine medikamentöse Behandlung ist bei diesen Komplikationen nicht mehr möglich. Durch Medikamentenbehandlung und sonstige Maßnahmen nicht beeinflussbare hohe Entzündungsaktivität mit ausgeprägtem Gewichtsverlust, hochgradiger Blutarmut und schwerem Eiweißverlust über die entzündete Darmfläche kann ebenfalls eine Operation erforderlich werden. In diesen Fällen erholen sich die Betroffenen nach Entfernung des entzündeten Darmabschnitts meist erstaunlich rasch.

## Medikamentöse Behandlung

Wann immer möglich, sollte eine aktive Crohn-Krankheit beim ersten Auftreten oder bei späteren Entzündungsschüben (Rezidiven) medikamentös behandelt werden. Dabei sind in jedem Fall die oben genannten Komplikationen zu berücksichtigen, die eine medikamentöse Behandlung verbieten. Nach großen Therapiestudien in Nordamerika und Europa ist bewiesen, dass der akute Entzündungsschub eines Morbus Crohn auf eine medikamentöse Behandlung sicher anspricht. Neuere Daten zeigen, dass möglicherweise auch bei inaktiver Crohn-Krankheit Medikamente wie 5-Aminosalicylsäure (5-ASA; Mesalazin) in ausreichend hoher Dosierung eine schubverhütende Wirkung haben. 5-ASA, mehr noch Azathioprin können bei einigen Patienten das Wiederaufflammen der Erkrankung nach einer Ruhephase verhindern. Eindeutigere Daten zum Problem der schubverhütenden Therapie, insbesondere für Patienten mit erhöhtem Rezidiv-Risiko, werden hoffentlich in naher Zukunft vorliegen.

### Welche Medikamente stehen hauptsächlich zur Verfügung?

Nach den großen Therapiestudien ist der Wert von Kortisonpräparaten, insbesondere Prednisolon, bewiesen. Budesonid als hauptsächlich lokal wirksames Glukokortikoid stellt eine therapeutisch wirksame und zugleich nebenwirkungsarme Alternative zu den konventionellen Kortison-Präparaten dar.

Die 5-Aminosalicylsäure (Mesalazin) als wirksame Komponente des älteren Salazosulfapyridins kann in hoher Dosierung (3–4 g pro Tag) für die Behandlung eines akuten Morbus Crohn (Befall der letzten Dünndarmschlinge und des Dickdarms) indiziert sein. Dieses Medikament hilft möglicherweise auch zur Schubverhütung bei inaktiver Crohn-Krankheit. Eine zunehmend große Bedeutung in der Behandlung des Morbus Crohn kommt den so genannten Immunsuppressiva zu, hier insbesondere dem Azathioprin.

### Kortisonpräparate (Kortikosteroide)

Prednisolon ist unverändert das wichtigste Medikament bei allen schweren oder mittelschweren Formen des Morbus Crohn. Die Erkrankung spricht insbesondere bei Dünndarmbefall oder bei gleichzeitigem Dünndarm- und Dickdarmbefall auf die Behandlung mit Kortisonpräparaten an. Etwas geringer ist die Wirksamkeit bei isoliertem Dickdarmbefall.

Bei der Anwendung dieser Medikamente sind einige wichtige Gesichtspunkte zu berücksichtigen:

- In der akuten Krankheitsphase, das heißt bei Vorliegen einer hohen Entzündungsaktivität, muss Prednisolon ausreichend hoch dosiert werden (in der Regel 1 mg/kg Körpergewicht). In den meisten Fällen reichen zu Beginn 60 mg Prednisolon pro Tag oder 48 mg Methylprednisolon pro Tag aus. Bei sehr schweren Verläufen kann die Dosis erhöht oder intravenös gegeben werden.

- Wichtig ist, dass die tägliche Dosis nicht zu schnell herabgesetzt wird. Das Medikament wird langsam, zum Beispiel in siebentägigen Intervallen, bis zu einer vorübergehenden Erhaltungsdosis (zum Beispiel 10 mg Prednisolon pro Tag) reduziert. Alternativ kann die hohe Dosis auch bis zum Erreichen der Ruhephase beibehalten werden. Bei zu rascher Reduktion der Kortisondosis besteht die Gefahr eines Wiederaufflammens des Entzündungsprozesses.

- Wird durch die Behandlung eine Ruhephase (Remission) der Krankheit erreicht, sollte die Erhaltungsdosis etwa ein halbes bis ein Jahr beibehalten werden. Danach kann in Abhängigkeit vom Verlauf, von der individuellen Krankengeschichte und den vorliegenden Befunden über eine ausschleichende Beendigung der Kortisonbehandlung entschieden werden.

Das typische Schema für **Prednisolon** lautet:

| | |
|---|---|
| 60 mg | 1. Woche |
| 40 mg | 2. Woche |
| 30 mg | 3. Woche |
| 25 mg | 4. Woche |
| 20 mg | 5. Woche |
| 15 mg | 6. Woche |
| 10 mg | Erhaltungsdosis |

### Lokal wirkende Steroide

Budesonid als einziges im Handel befindliches, lokal im Darm wirksames Kortisonpräparat weist eine hohe entzündungshemmende Aktivität am Ort der Entzündung auf. Es wird bei gering bis mäßig aktivem Morbus Crohn des terminalen Ileums und des rechtsseitigen Dickdarms ohne extraintestinale Erscheinungen in einer Dosierung von 9 mg/Tag eingesetzt. Gegenüber herkömmlichen Kortisonpräparaten treten bei Budesonid in der genannten Dosis deutlich weniger Nebenwirkungen auf. Budesonid ist in Europa und neuerdings auch in den USA zur Behandlung des Morbus Crohn zugelassen.

### Mesalazin (5-Aminosalicylsäure/5-ASA)

Da die meisten unerwünschten Arzneimittelwirkungen von Salazosulfapyridin auf den sulfonamidähnlichen Anteil (Sulfapyridin) zurückzuführen sind, wurden mehrere Präparate, die ausschließlich 5-Aminosalicylsäure enthalten, auf den Markt gebracht. In der Bundesrepublik sind zurzeit folgende Medikamente verfügbar: Claversal, Salofalk, Pentasa, Asacolitin, Dipentum. Im Gegensatz zu den vier erstgenannten besteht Dipentum (Olsalazin) aus zwei Molekülen 5-Aminosalicylsäure, die über eine besondere chemische Bindung, die erst im Dickdarm gespalten wird, miteinander verbunden sind. Das bedeutet, dass dieses Präparat auch nur im Dickdarm wirksam werden kann. Die anderen Mesalazin-haltigen Präparate sind so zubereitet, dass sie den Wirkstoff 5-ASA nur verzögert freisetzen. Sie wirken meist in den unteren Abschnitten des Dünndarms und im Dickdarm. 5-Aminosalicylsäure-Präparate sind insbesondere in hohen Dosen (3–4 g/Tag) besser verträglich als Salazosulfapyridin.

In mehreren Studien bei Colitis-ulcerosa-Patienten entsprach die Wirksamkeit der 5-Aminosalicylsäure derjenigen von Salazosulfapyridin. Auch Patienten mit gering oder mäßig aktivem Morbus Crohn können mit einer hohen Dosis von 5-Aminosalicylsäure (3–4,8 g/Tag) erfolgreich behandelt werden. Mehrere Studien weisen darauf hin, dass diese Substanz in ausreichend hoher Dosierung insbesondere nach Operationen eine schubverhütende Wirkung haben kann. Voraussetzung ist dann allerdings die konsequente langjährige Einnahme einer relativ hohen täglichen Dosis von Mesalazin (3–4 g/Tag). Möglicherweise wird durch die regelmäßige Einnahme von Mesalazin-haltigen Präparaten auch die Wahrscheinlichkeit der Entwicklung eines bösartigen Tumors im Dickdarm oder Enddarm vermindert.

### Azathioprin/6-Mercaptopurin

Dieses Medikament – Azathioprin wird im Stoffwechsel zu 6-Mercaptopurin umgewandelt – wird bei chronisch aktivem Morbus Crohn, bei ungenügendem Ansprechen auf herkömmliche Medikamente und zur Erhaltung der einmal erreichten Ruhephase der Erkrankung (Remissionserhaltung; Rezidivprophylaxe) bereits seit den 70er Jahren eingesetzt. Azathioprin gehört zur Gruppe der Immunsuppressiva. Diese Medikamente unterdrücken teilweise die körpereigene Abwehr. Eine Beurteilung der Wirksamkeit von Azathioprin kann allerdings erst nach einer mindestens dreimonatigen Einnahme erfolgen, da das Medikament so lange braucht, um seine Wirkung voll zu entfalten. Dies bedeutet, dass zu Beginn der Azathioprinbehandlung andere entzündungshemmende Medikamente wie z. B. Kortisonpräparate in unveränderter Dosierung weiter eingenommen werden müssen. Azathioprin ist von allen Medikamenten am ehesten in der Lage, die durch Kortisonpräparate erreichte Ruhephase des Morbus Crohn zu erhalten bzw. zu verlängern und die Gesamtmenge von Kortison einzusparen. Auch nach Operationen kann Azathioprin zur Remissionserhaltung eingesetzt werden. Möglicherweise wird Azathioprin bzw. 6-Mercaptopurin in naher Zukunft bereits zu Beginn der Crohn-Krankheit eingesetzt, um im Krankheitsverlauf möglichst früh eine zuverlässige Unterdrückung der Krankheitsaktivität zu erreichen und damit die Entwicklung eines »späten Morbus Crohn« zu verhindern. Azathioprin wird üblicherweise in einer Dosierung von 2–2,5 mg/kg Körpergewicht verabreicht, 6-Mercaptopurin in einer Dosierung von 1–1,5 mg/kg Körpergewicht. Eine einschleichende Dosierung ist wegen möglicher unerwünschter Arzneimittelwirkungen zu empfehlen. Eine intravenöse Gabe ist gegenüber der oralen Verabreichung ohne Vorteile.

### Methotrexat

Methotrexat (MTX) gehört ebenso zur Gruppe der Immunsuppressiva. Es unterdrückt die Entstehung von Entzündungsbotensubstanzen im Körper sowie die Aktivität von Entzündungszellen. Bereits Ende der 80er Jahre wurde Methotrexat, dessen gute Wirkung bei rheumatoider Arthritis und Schuppenflechte bekannt war, zur Therapie der chronisch entzündlichen Darmerkrankungen eingesetzt. Methotrexat wird wöchentlich einmal, entweder intramuskulär oder oral, gegeben. Auch eine remissionserhaltende Therapie ist mit wöchentlicher Verabreichung von Methotrexat bei Morbus Crohn möglich. Die Indikation zum Einsatz dieses Medikaments ist ähnlich wie für Azathioprin/6-Mercaptopurin. Im Gegensatz zum Azathioprin, dessen Wirkung erst nach mehrmonatiger Therapie einsetzt, hemmt Methotrexat die Entzündung im Darm innerhalb weniger Wochen. Zur Zeit wird Methotrexat insbesondere bei Unverträglichkeit gegenüber Azathioprin empfohlen. Die Colitis ulcerosa scheint auf eine Therapie mit Methotrexat nicht anzusprechen.

### Cyclosporin

Cyclosporin ist aus der Transplantationsmedizin bekannt und zählt zur Gruppe der Immunmodulatoren. Es hemmt die Bildung von Entzündungsbotensubstanzen (Interleukin I) durch bestimmte weiße Blutkörperchen (T-Helfer-Zellen). Im Gegensatz zu Azathioprin setzt seine Wirkung meist innerhalb von 7 Tagen ein. Kontrollierte und unkontrollierte Studien zeigen, dass eine Cyclosporintherapie bei einigen Patienten mit chronisch aktivem Morbus Crohn bzw. mit aktiven, komplizierten perianalen Fisteln und bei Patienten mit sehr aktiver Colitis ulcerosa sinnvoll sein kann.

### Antibiotika

Der Einsatz von Antibiotika zur Behandlung des Morbus Crohn als primäre oder zusätzliche Therapie bleibt umstritten, da nur wenige ausreichend große und kontrollierte klinische Studien vorliegen.

*Metronidazol* als Antibiotikum mit vorwiegender Wirkung gegen anaerobe Bakterien, die in einer Vielzahl im Dickdarm vorkommen, gilt als Reservemedikament bei der Behandlung von Fisteln. Eine mehrmonatige postoperative Therapie mit Metronidazol konnte das Auftreten von postoperativen Rezidiven über drei Jahre vermindern.

*Ciprofloxacin* allein oder in Kombination mit Metronidazol wird ebenfalls bei symptomatischen Fisteln oder bei perianalen Abszessen eingesetzt. Die zurzeit vorliegenden Daten sind allerdings noch widersprüchlich.

In der klinischen Praxis werden Antibiotika meist nicht allein, sondern in Kombination mit Mesalazin, Kortisonpräparaten oder Immunsuppressiva eingesetzt.

### Infliximab

Infliximab ist ein so genannter monoklonaler Antikörper gegen eine der wichtigsten entzündungsfördernden Botensubstanzen, nämlich den Tumor-Nekrose-Faktor (TNF$\alpha$). Es handelt sich hierbei um ein molekularbiologisch hergestelltes Protein, das aus Mensch- (75 %) und Maus-Anteilen (25 %) besteht. Dieses Medikament, das in einer Dosierung von 5 mg/kg Körpergewicht in vier- bzw. achtwöchentlichen Abständen als jeweils einzelne Infusion verabreicht wird, ist bei mehr als der Hälfte der Patienten mit chronisch aktivem, therapierefraktärem Verlauf des Morbus Crohn in der Lage, kurzfristig, aber meist nur vorübergehend, die entzündliche Aktivität zu unterdrücken. Auch hartnäckige Fisteln können zumindest vorübergehend deutlich gebessert bzw. sogar zur Abheilung gebracht werden. Infliximab ist nicht zuletzt wegen der möglichen unerwünschten Nebenwirkungen und des hohen Preises bislang nur als Reservemedikament zugelassen. Vor dem Einsatz von Infliximab muss in jedem Fall eine aktive bzw. latente (schwelende) Form der Tuberkulose ausgeschlossen werden. Auch wenn mit diesem neuen Medikament keine Heilung des Morbus Crohn möglich ist, so stellt es doch in der immunmodulatorischen Therapie der chronisch entzündlichen Darmerkrankungen einen wesentlichen Fortschritt dar.

## Welche unerwünschten Arzneimittelwirkungen können vorkommen?

### Kortisonpräparate

- Schwellung von Gesicht und Unterschenkeln, Akne, Magenbeschwerden mit Völlegefühl, möglicherweise Magengeschwüre, psychische Veränderungen, eventuell vermehrte Anfälligkeit gegenüber Infektionen, Gewichtszunahme, Thrombosen, bei lang dauernder mehrjähriger Behandlung möglicher Knochenschwund (Osteoporose), Bluthochdruck, erhöhte Blutzuckerwerte, Trübung der Augenlinsen (Katarakt), selten Entzugssymptomatik nach Absetzen des Kortisons.

### Sulfasalazin (Salazosulfapyridin)

- Dosisunabhängige Überempfindlichkeitsreaktionen wie allergische Hautausschläge oder Medikamentenfieber.
- Dosisabhängige unerwünschte Wirkungen wie Druck- und Völlegefühl im Oberbauch, Appetitlosigkeit, Erbrechen, Übelkeit, Kopfschmerzen (teilweise mit Migränecharakter), Schwindel.
- Verminderung der roten und weißen Blutkörperchen sowie der Blutplättchen. – Ganz selten werden Veränderungen an Leber, Lunge und Bauchspeicheldrüse gefunden. Insgesamt sind die Nebenwirkungen des Salazosulfapyridins, gemessen an der Häufigkeit seiner Verwendung, sehr selten. Sie treten meist bei höheren Dosen auf (über 4 g pro Tag). Die Nebenwirkungen bilden sich in der Regel nach Absetzen des Medikamentes zurück.
- Beim Mann können Zahl und Reife der Samenzellen unter einer Behandlung mit Salazosulfapyridin vermindert sein, sodass vorübergehend eine Unfruchtbarkeit auftritt. Nach Absetzen des Medikaments kommt es zur vollständigen Normalisierung.

### Mesalazin (5-Aminosalicylsäure/5-ASA)

- Fieber, Hautausschläge, Kopfschmerzen und Magenbeschwerden. Sehr selten wurden Veränderungen der Bauchspeicheldrüse, des Herzens, der Lunge, der Leber und Nieren beschrieben.

- Blutige Durchfälle (Diarrhöen), die unter Salazosulfapyridin vorgekommen sind, können beim Wechsel auf 5-Aminosalicylsäure erneut auftreten. Insgesamt jedoch sind die unerwünschten Arzneimittelwirkungen der 5-Aminosalicylsäure auch bei höheren Dosen sehr selten.

### Azathioprin

- Verminderung der weißen und roten Blutkörperchen sowie der Blutplättchen, Leberschädigung, Bauchspeicheldrüsenentzündungen und vermehrte Infektanfälligkeit. Etwa 10 % der mit Azathioprin behandelten Patienten können auch nach Dosisreduktion das Medikament nicht tolerieren. Regelmäßige Kontrollen von Blutbild, Leberwerten, Bauchspeicheldrüsenwerten sind unbedingt notwendig. Innerhalb der ersten vier Wochen nach Therapiebeginn müssen diese Kontrollen mindestens 1x/Woche durchgeführt werden, danach in 2- bzw. 4-wöchigen Abständen. Auch während der Langzeittherapie ist eine vierteljährliche Laborkontrolle notwendig.
- Allergien (Fieber, Hautausschläge, grippeähnliche Symptome mit Gelenkbeschwerden) treten bei 2–5% der behandelten Patienten schon früh nach Behandlungsbeginn auf.

### Methotrexat

- Schwindel, Verminderung der weißen und roten Blutkörperchen sowie der Blutplättchen, Leberschädigung, Hypersensitivitätspneumonitis (eine besondere Form der Lungenentzündung).

### Infliximab

- Infusionsbedingte Reaktionen (Fieber, Schüttelfrost, Hautausschlag mit Quaddeln, Juckreiz).
- Verzögerte Überempfindlichkeit (Muskel- und Gelenkschmerzen, Fieber, Hautausschlag, Ödeme) bei Patienten, die nach ei-

ner Pause von mehreren Jahren wieder mit Infliximab behandelt wurden.

- Entwicklung von Antikörpern gegen Infliximab und körpereigene Strukturen (antinukleäre Antikörper, Antikörper gegen doppelsträngige DNS).
- Infektionen sind die am häufigsten berichteten Nebenwirkungen (cave Tuberkulose).
- Infliximab darf bei aktiver oder latenter Tuberkulose sowie bei höhergradiger Herzinsuffizienz nicht verabreicht werden.

### Metronidazol

- Übelkeit, Kopfschmerzen, Schwindel, Metallgeschmack, Hautausschläge und Empfindlichkeitsstörungen (Kribbeln, Ameisenlaufen) an Händen und Füßen. Unter einer Langzeitbehandlung mit Metronidazol sollten regelmäßige neurologische Untersuchungen erfolgen.

## Zusammenfassung

Prednisolon und 5-ASA-haltige Medikamente sind bisher in der Behandlung des aktiven Morbus Crohn mit gutem Erfolg angewandt worden. Eine schubverhütende Wirkung durch langfristige Einnahme von 5-Aminosalicylsäure in hoher Dosis ist möglich; das gilt auch nach Operationen. Für Patienten mit fortbestehender Entzündungsaktivität ist die Weiterbehandlung mit Immunsuppressiva wie Azathioprin/6-Mercaptopurin bzw. Methotrexat zunächst in Kombination mit Kortisonpräparaten, später allein günstig. Die remissionserhaltende Wirkung des Azathioprin/6-Mercaptopurin ist von allen Medikamenten bei Morbus Crohn im terminalen Ileum und rechtsseitigen Dickdarm am höchsten. Budesonid als lokal wirksames Steroid ist heute eine Alternative zu den herkömmlichen Kortisonpräparaten.

Bei Fisteln/Abszessen kann eine antibiotische Begleitmedikation angezeigt sein (Metronidazol oder Ciprofloxacin). Bei Nichtansprechen auf die herkömmliche Medikation (Kortisonpräparate, Immunsuppressiva) kann Infliximab, ein TNFα-Antikörper, mit gutem Erfolg eingesetzt werden. Ähnliches gilt für die medikamentöse Therapie komplexer Fisteln.

Der Einsatz der Medikamente richtet sich nach der klinischen Aktivität der Erkrankung. Eine endoskopisch nachgewiesene Entzündung ohne klinische Symptomatik stellt keinen hinreichenden Grund für eine medikamentöse Behandlung dar. Ort und Ausdehnung der Erkrankung sind weitere Kriterien zur Therapieentscheidung.

## Behandlung mit Elementardiät (Astronautendiät)

Die vorübergehende Ernährung mit Astronautendiät ist eine Möglichkeit, Patienten in reduziertem Zustand ausreichend mit Kalorien zu versorgen. Daneben hat diese Diät noch einen zusätzlichen heilenden Effekt auf den entzündeten Darm. Unter Elementar- oder voll resorbierbarer Diät versteht man eine flüssige, aus chemisch definierten oder nährstoffdefinierten Bestandteilen zusammengesetzte Nahrung, die im oberen Dünndarm vollständig aufgenommen werden kann. Bei dieser Diät liegen die Nahrungsbausteine Kohlenhydrate, Eiweiß und Fett in kleinen Bruchstücken vor. Die Astronautendiät wird weitgehend ohne Mithilfe von Verdauungsenzymen von der Dünndarmschleimhaut aufgenommen. Man weiß, dass diese Form der Behandlung im akuten Stadium eines Morbus Crohn günstige Wirkungen zeigt: Durchfälle und Bauchschmerzen lassen nach, Gewichtszunahme, Rückgang des Fiebers, Besserung der Blutarmut sind die Folge. Von ganz besonderem Interesse ist die Behandlung mit Astronautendiät bei Kindern, die durch mangelhafte Kalorienzufuhr beträchtliche Wachstumsverzögerungen aufweisen können. Die Dauer der Behandlung beträgt meistens acht bis zwölf Wochen, Kinder können intermittierend auch über längere Zeiträume behandelt werden. Da diese weitgehend aufgespaltene Nahrung nicht gut schmeckt, die Patienten aber eine ausreichende Kalorienzahl und damit auch eine entsprechende Menge der Nahrung erhalten müssen, ist diese Behandlung in der Regel nur über eine dünne, sehr weiche Ernährungssonde möglich, die mit ihrer Spitze in den Magen oder Dünndarm gelegt wird (enterale Ernährung, Abb. 14). Die flüssige Nahrung wird konstant oder intermittierend über eine Pumpe verabreicht. Diese Behandlungsform ist auch unter ambulanten Bedingungen möglich: Die Patienten können sich ihre Nahrung selbst zubereiten, Infusionsbeutel mit der Nahrung sowie Infusionspumpe werden in einer Tasche am Körper getragen, sodass die Betroffenen sich frei bewegen können (Heimernährung). Die Astronautendiät ist so zubereitet, dass sie alle wesentlichen Spurenelemente einschließlich Zink und alle wichtigen Vitamine enthält. Die Behandlung wird in der Regel einschleichend, zunächst mit einer geringen Nahrungsmenge, begonnen, um anfängliche Durchfälle (osmotische Diarrhöen) zu vermeiden.

## Intravenöse Ernährung

In seltenen Fällen muss bei sehr schwerer Entzündung vorübergehend eine ausreichende Ernährung über die Vene (parenteral) erfolgen. Dazu wird ein Katheter in eine Vene eingelegt, über den während eines Zeitraums von Tagen oder Wochen Nährlösungen mit ausreichend hohen Kalorienmengen und lebenswichtigen Substanzen zugeführt werden. Nach ausgedehnten Darmoperationen (beim so genannten Kurzdarmsyndrom) kann diese Behandlung über spezielle untertunnelte Katheter (z. B. Hickman-Katheter, Port-Systeme) langfristig durchgeführt werden (vgl. Abb. 15). Nach entsprechendem Training ist diese Behandlungsform auch zu Hause möglich, wodurch die soziale und berufliche Rehabilitation erleichtert wird (»parenterale

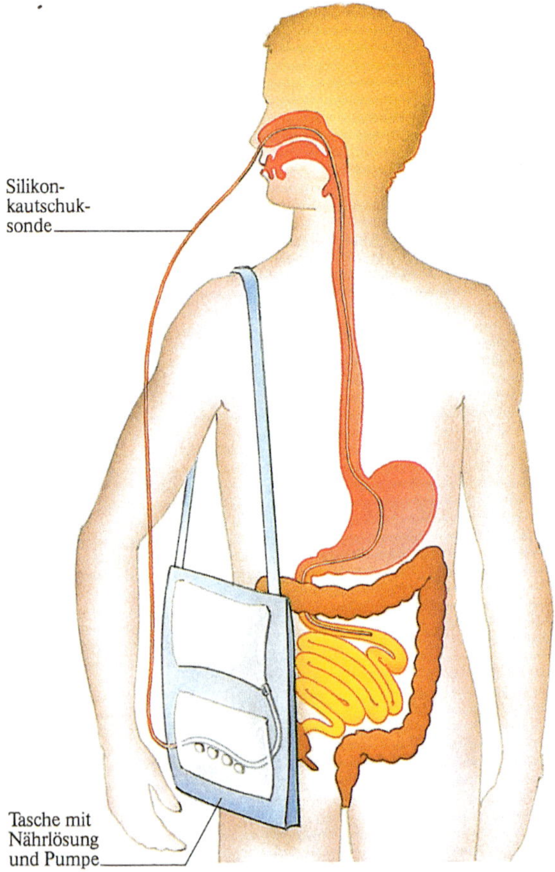


Abb. 14: Behandlung und Ernährung mit Astronautendiät über eine Sonde

Heimernährung«). Die Versorgung des zentralen Venenkatheters muss, um eine Infektion zu verhindern, unter sterilen Bedingungen erfolgen. Nach mehrtägiger Schulung können die Patienten selbst, z.B. während der Nacht, die Infusionslösungen an-

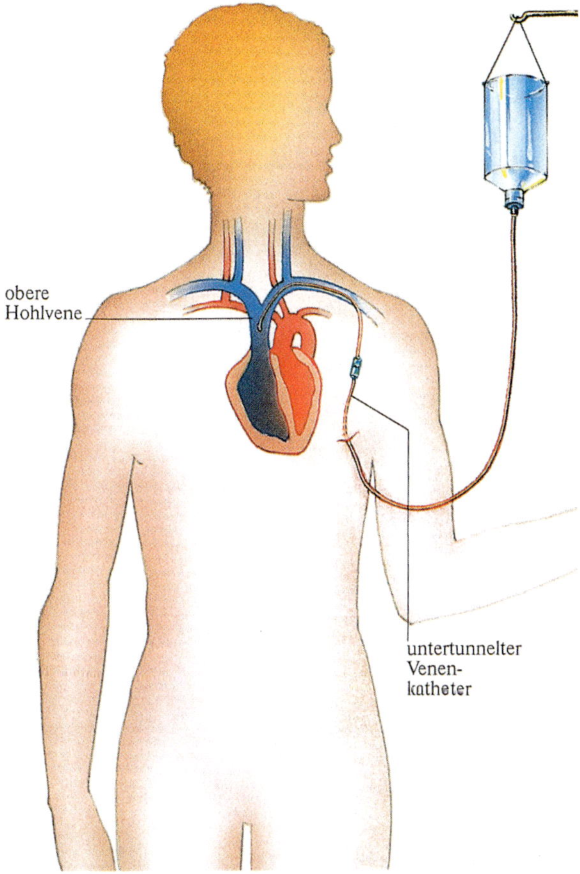


Abb. 15: Ernährung über einen untertunnelten Venenkatheter. Die Spitze des Katheters liegt in der oberen Hohlvene; zum Schutz ist ein Abschnitt des Katheters unter der Haut gelegen

legen; tagsüber kann der Katheter abgestöpselt werden. Die Patienten können sich dann frei bewegen und sind damit keinen wesentlichen Einschränkungen unterworfen.

### Zusammenfassung

Die Astronautendiät (chemisch definierte oder nährstoffdefinierte Diät) ist eine praktikable Möglichkeit, Patienten mit chronisch entzündlichen Darmerkrankungen ausreichend zu ernähren und Nahrungsdefizite auszugleichen. Sie hat außerdem eine günstige Wirkung im akuten Stadium des Morbus Crohn. Diese Diätform ist weitgehend nebenwirkungsfrei. Bei Kindern mit Morbus Crohn können durch eine ausreichende Kalorienzufuhr über den Darm Wachstumsdefizite, die durch einen schlechten Ernährungszustand und Entzündung verursacht wurden, ausgeglichen werden. Bei sehr schwerem Krankheitsverlauf sowie nach ausgedehnten Darmoperationen kann eine vollständige Ernährung über einen zentralen Venenkatheter notwendig werden. Beide Behandlungsformen sind nach entsprechender Schulung ambulant durchführbar, eine engmaschige regelmäßige ärztliche Betreuung ist hierbei Voraussetzung.

## Gibt es besondere Diätempfehlungen?

Häufig wird die Frage gestellt, ob bei der Behandlung des Morbus Crohn eine spezielle Diät bekannt ist. Eine »Crohn-Diät«, die zu einer eindeutigen Besserung der Erkrankung führen oder gar konkurrierend zu den Medikamenten eingesetzt werden könnte, steht zurzeit nicht zur Verfügung. Gleichwohl gibt es gewisse Richtlinien, die von Patienten mit einem Morbus Crohn bei der Ernährung eingehalten werden sollten.

Größere Untersuchungen haben gezeigt, dass Patienten mit einem Morbus Crohn während des Verlaufs ihrer Erkrankung vermehrt raffinierte Kohlenhydrate, also Nahrungsmittel mit einem hohen Anteil von industriell hergestelltem Zucker, zu sich nehmen. Bislang konnte allerdings nicht nachgewiesen werden, dass der Konsum von raffiniertem Zucker den Verlauf der Erkrankung negativ beeinflusst. Gleichzeitig wurde festgestellt, dass alle, die überdurchschnittlich viel Zucker und Süßigkeiten zu sich nehmen, weniger Ballaststoffe verzehren. Was sind Ballaststoffe? Sie sind Bestandteile pflanzlicher Nahrung, die bei Menschen von den Bakterien des Darmtrakts teilweise abgebaut werden. In schrothaltigem Brot (Vollkornbrot), Haferflocken und in verschiedenen Gemüsesorten finden sich solche Ballaststoffe. Diese werden auch als Faserstoffe oder Pflanzenfasern bezeichnet. Eine ausreichende Fasermenge ist zum Beispiel in zwei Scheiben Vollkornbrot pro Tag enthalten. Diese Ballaststoffe sind für eine geregelte Funktion des Darms dringend notwendig. Eindeutige Zusammenhänge zwischen einer ballaststoffarmen Ernährung und dem Entstehen eines Morbus Crohn oder einer Colitis ulcerosa sind allerdings nicht nachzuweisen.

### Regeln für die Ernährung

- Raffinierte Kohlenhydrate, besonders alle Zuckerarten, sollten nicht in größeren Mengen konsumiert werden.
- Allgemein sollte eine ausgewogene, abwechslungsreiche Mischkost eingehalten werden, die eher ballaststoff- und faserreich ist. Dadurch können Darmfunktion und Darmbeweglichkeit günstig beeinflusst werden.
- Bei einigen Patienten kann eine Unverträglichkeit von Milchzucker auftreten. Dann sollten Milch und Milchprodukte gemieden werden. Joghurtspeisen, bei denen der Milchzucker komplett vergoren ist, vertragen diese Patienten dagegen in der Regel.
- Bei Vorliegen einer entzündungsbedingten oder narbigen Einengung eines Darmabschnitts sollten nur wenig Ballaststoffe mit der Nahrung zugeführt werden, da es hierbei zu krampfartigen Bauchschmerzen, im Extremfall zum Darmverschluss kommen kann.
- Stark blähende Nahrungsmittel (frisches Brot, Hülsenfrüchte) sollten gemieden werden.

- In der akuten Krankheitsphase bei Entzündung längerer Darmabschnitte kann die Mischkost unangebracht sein und den Darm überfordern. In einer solchen Situation kann der Einsatz einer Astronautendiät notwendig werden. Nach Abklingen der akuten Entzündungserscheinungen wird der Darm langsam wieder an eine ballaststoffreichere Kost gewöhnt.
- Bei Mangelernährung muss eine erhöhte Zufuhr von hochwertigem, leicht verdaulichem Eiweiß angestrebt und die Kalorienzufuhr erhöht werden. Dies geschieht am besten durch Astronautendiät (nährstoffreiche Diät), die geschmacklich so weit angepasst ist, dass sie über einen eingeschränkten Zeitraum ohne Ernährungssonde als Zusatz zur normalen Nahrung akzeptiert wird. Vergorene Milchprodukte (Joghurt, Quark, Käse) können ebenso berücksichtigt werden. Vitamine, Spurenelemente, Zink und Eisen müssen zugeführt werden.
- Bei Zeichen einer Fettfehlverdauung sollten in Absprache mit dem behandelnden Arzt so genannte kurzkettige Fettsäuren, zum Beispiel Ceres-Margarine oder Öl, zur Anwendung kommen.

## Zusammenfassung

Eine spezielle »Crohn-Diät« gibt es nicht; durch weitgehendes Meiden raffinierter Kohlenhydrate und gehärteter Fette können mögliche Risikofaktoren für die Entstehung und das Fortschreiten der Crohn-Krankheit ausgeschaltet werden.

Crohn-Patienten können das essen, was ihnen bekommt. Dies bedeutet gleichzeitig, dass individuelle Erfahrungen hinsichtlich der Unverträglichkeit gegenüber bestimmten Nahrungsmitteln berücksichtigt werden sollen (individuelle Ausschlussdiät). Ziel der Ernährung ist eine ausgewogene, ballaststoffreiche Mischkost. Mangeldiäten sind zu vermeiden. Bei Vorliegen einer entzündlichen oder narbigen Darmeinengung sind Ballaststoffe problematisch, da sie zu krampfartigen Bauchschmerzen, eventuell zum Darmverschluss führen können.

# Chirurgische Behandlung

Komplikationen der Crohn-Krankheit wie Abszessbildung, unstillbare Blutung, Darmverschluss oder drohender Darmverschluss und Darmdurchbruch stellen eine absolute Operationsnotwendigkeit dar. Darüber hinaus wird die chirurgische Behandlung des Morbus Crohn eher zurückhaltend eingesetzt, da die Erkrankung chirurgisch nicht geheilt werden kann und nach einer Operation bei vielen Patienten erneut eine Entzündung von Darmabschnitten auftreten kann.

Abgesehen von den unbedingt erforderlichen Operationen gibt es Situationen, in denen nach Ausschöpfung der medikamentösen Behandlung ein operatives Vorgehen in Betracht gezogen wird. Bei diesen Eingriffen muss der Chirurg, der den Patienten operiert, vorher genauestens über Lokalisation und Ausdehnung der Erkrankung informiert sein. Vor der Operation sollten Dickdarm und Dünndarm endoskopisch, sonographisch und röntgenologisch beurteilt worden sein, damit eindeutig feststeht, welche Darmabschnitte entfernt werden müssen und wo Dünn- und Dickdarm wieder miteinander verbunden werden können (vgl. Abb. 16).

Studienergebnisse der letzten Jahre haben deutlich gezeigt, dass es sinnvoll ist, den operativen Eingriff auf das unbedingt notwendige Maß zu beschränken. Eine Entfernung sämtlicher entzündungstragender Darmabschnitte ist sogar unsinnig. Darmeinengungen können durch plastische Verfahren ohne Entfernung von Darmabschnitten korrigiert werden (Strikturplastik, s. a. Abb. 20). Bei schweren und ausgedehnten Fistelkomplikationen versagt in der Regel die medikamentöse Behandlung. Die Sanierung der Fisteln ist dann nur chirurgisch möglich. Manchmal ist ein vorübergehender künstlicher Darmausgang notwendig, um die unteren Darmabschnitte ruhig zu stellen und eine Ausheilung der Fisteln zu ermöglichen (vgl. Abb. 17). In seltenen Fällen muss bei schwer entzündlich verändertem Dickdarm und

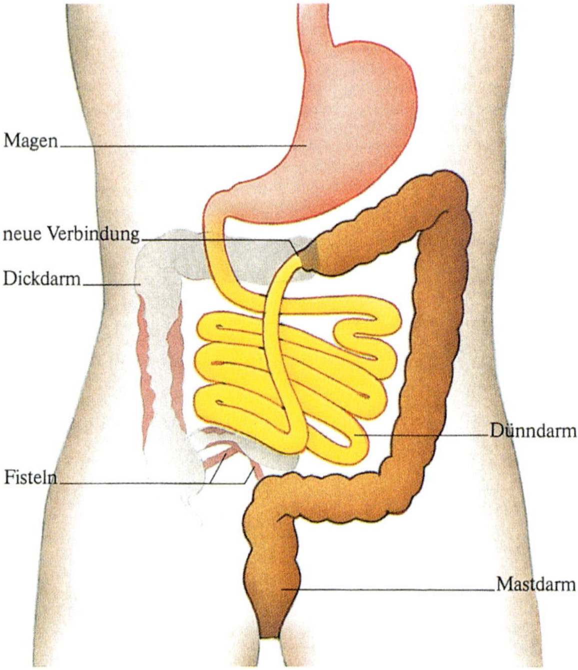


Abb. 16: Beispiel einer möglichen Operation mit Entfernung der letzten Dünndarmschlinge, des entzündlich veränderten rechtsseitigen Dickdarms und von inneren Fisteln. Herstellung einer neuen Verbindung zwischen Dünn- und Dickdarm (Anastomose)

ausgedehnten Fisteln die vollständige Dickdarmentfernung mit Anlage eines endgültigen künstlichen Dünndarmausgangs vorgenommen werden (vgl. Abb. 17 c).

Sind After und Rektum nicht schwer erkrankt und nicht eingeengt, so empfiehlt sich Zurückhaltung hinsichtlich örtlicher Operationen bei Fisteln im Afterbereich. Bei diesen Operationen besteht immer die Möglichkeit einer Verletzung des Schließmuskels am Darmausgang. Bei tiefen Fisteln muss meist operiert werden. Es wird jeweils vom einzelnen Befund abhängen, ob der hinzugezogene erfahrene Chirurg zu einer Operation rät. Bei Frauen, die eine Fistelverbindung zwischen Enddarm und Scheide entwickeln, ist ebenso wie bei einer Fistelverbindung zwischen Darm und Blase eine Beseitigung der Beschwerden nur operativ möglich.

## Zusammenfassung

Abgesehen von dem unbedingt notwendigen chirurgischen Eingriff wird die Indikation zu einer Operation zurückhaltend gestellt, da nach Entfernung einzelner Darmabschnitte häufig erneut entzündliche Veränderungen entweder im Bereich der Verknüpfungsstelle zwischen Dick- und Dünndarm oder an anderer Stelle des Magen-Darm-Trakts auftreten. Bei Operationen werden nur möglichst kurze Darmabschnitte entfernt; häufig können Darmeinengungen plastisch erweitert werden. Nach erfolgter Operation muss die regelmäßige Betreuung des Patienten fortgesetzt werden, um frühzeitig ein Wiederaufflammen der Entzündung zu erkennen und rechtzeitig eine erneute Behandlung mit Medikamenten einzuleiten.

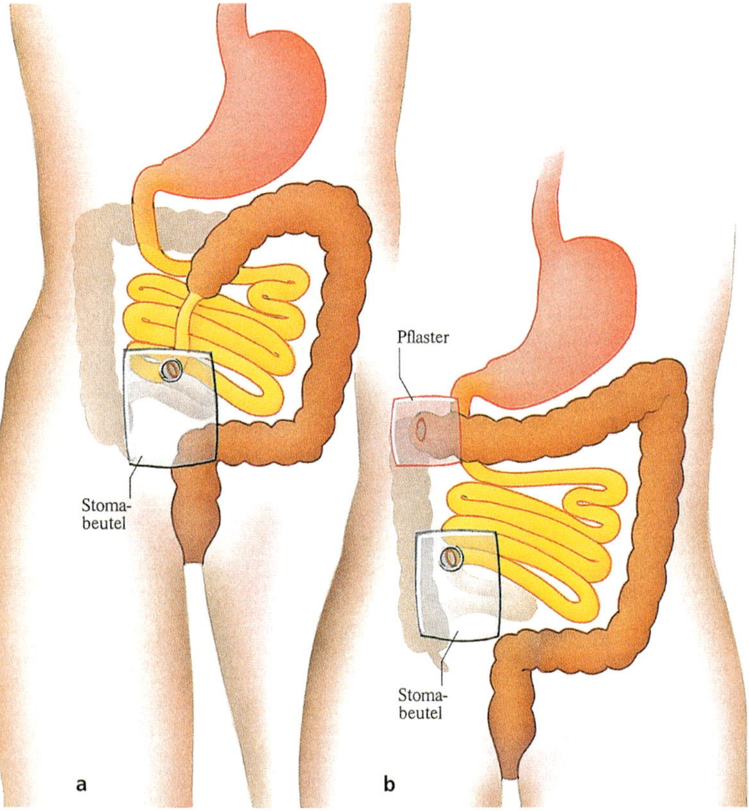


Abb. 17 a, b: a. Beispiel einer Operation mit Entfernung der entzündeten letzten Dünndarmschlinge und des rechten Dickdarms mit Anlage eines vorübergehenden künstlichen Darmausgangs (Ileostoma) zum Schutz der unteren Darmabschnitte
b. Ähnliches Vorgehen wie in a; die erneute Verknüpfung von Dünn- und Dickdarm wird zu einem späteren Zeitpunkt vorgenommen. Der Dickdarm kann z. B. lokal mit Klysmen behandelt werden

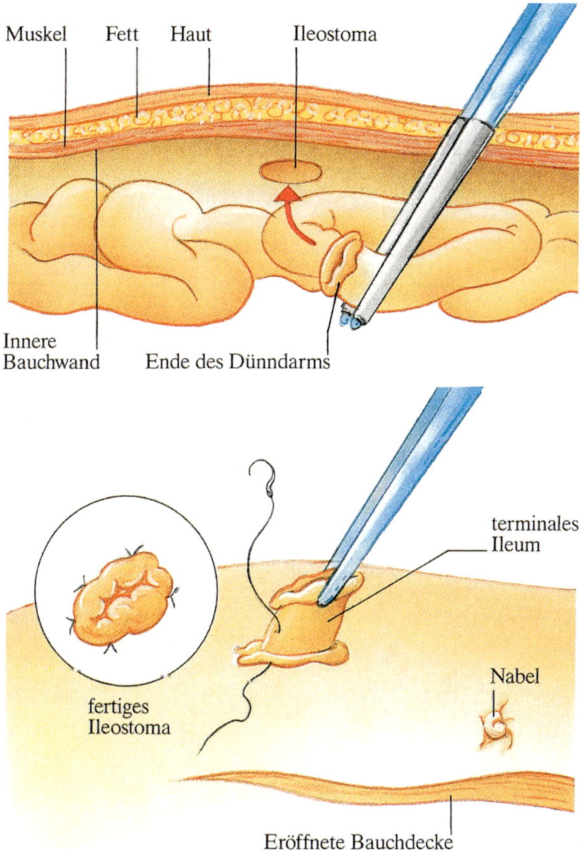


Abb. 17 c: Anlegen eines Ileostomas

## Ziele der Langzeitbehandlung bei Morbus Crohn

Nach der Feststellung einer Crohn-Krankheit sollte eine langfristige regelmäßige Betreuung des Patienten erfolgen. Am besten geschieht dies gemeinsam mit dem Hausarzt und einem weiteren Arzt, der über besondere Erfahrungen in der Behandlung des Morbus Crohn verfügt. Oft ist es notwendig, dass Patient, Hausarzt, Internist und Chirurg gemeinsam über die jeweils notwendige Behandlung entscheiden.

Aufgaben des betreuenden Arztes:

- rechtzeitig die grundsätzliche Entscheidung über eine medikamentöse Behandlung oder eine Operation zu treffen;
- ein akutes Krankheitsstadium mit medikamentöser Therapie zu überwinden;
- eine möglichst lange Ruhephase der Erkrankung zu erreichen;
- rechtzeitig ein Wiederaufflammen der Entzündung zu erkennen;
- die Entwicklung von Komplikationen und Ernährungsdefiziten zu verhindern.

Eine erfolgreiche Behandlung ist nur dann möglich, wenn der betreuende Arzt jeweils über die Aktivität des Morbus Crohn, die genaue Lokalisation und Ausdehnung und den Verlauf orientiert und der Patient zur Mitarbeit bereit ist. Ziel ist es, die Krankheitsaktivität so weit zu unterdrücken, dass eine weitgehende Beschwerdefreiheit gewährleistet ist. Durch eine bewusste Ernährungsweise, die ausgewogen, zuckerarm und faserreich sein sollte, werden die medikamentösen Maßnahmen flankierend unterstützt. Ängste des Patienten vor dem Charakter der Erkrankung, vor Untersuchungen, vor Operationen und möglichen Nebenwirkungen der Medikamente sollten mit den behandelnden Ärzten offen besprochen werden.

# 15 Behandlung der Colitis ulcerosa

Die Colitis ulcerosa ist auf den Dickdarm beschränkt; durch eine Entfernung des gesamten Dickdarms kann die Erkrankung geheilt werden. Dieses Vorgehen ist jedoch mit der Anlage eines endgültigen künstlichen Darmausgangs oder einer Pouch-Anlage (eines Dünndarmreservoirs) bei Erhalten des natürlichen Darmausgangs verbunden (vgl. Abb. 18 und 19).

Im Vordergrund der Behandlung der Colitis ulcerosa steht der Einsatz von Medikamenten. Nur in besonderen Situationen nach langem Krankheitsverlauf oder sehr schwerer Entzündung des Dickdarms, die mit Medikamenten nicht zu beherrschen ist, wird eine Operation notwendig. Die Art der medikamentösen Behandlung der Colitis ulcerosa richtet sich nach den Symptomen und nach dem Ausmaß der Entzündung der Dickdarmschleimhaut. Vor Behandlungsbeginn ist es wichtig festzustellen, ob die Entzündung auf den Enddarm beschränkt ist oder ob sie den gesamten Dickdarm betrifft.

Das *akute Stadium* einer Colitis mit Befall des gesamten Dickdarms (Pancolitis ulcerosa) wird mit Glukokortikosteroiden (Kortisonpräparate, z. B. Prednisolon) und 5-Aminosalicylsäure (z. B. Claversal®, Salofalk®, Asacolitin®, Dipentum®, Pentasa®) behandelt. Prednisolon wird entweder in Form von Tabletten oder bei schwerer Erkrankung intravenös (als Injektion) verabreicht, die Dosis beträgt in der Regel 1 mg/kg Körpergewicht. In besonderen Situationen ist eine deutlich höhere Kortisondosis notwendig; manchmal ist es nützlich, diese Kortisondosis auf eine morgendliche und abendliche Medikamentengabe zu verteilen.

Handelt es sich um eine leichte oder nur mäßig aktive Colitis, kann die Behandlung allein mit 5-Aminosalicylsäure in einer Dosierung zwischen 3 und 4 g/Tag begonnen werden. 5-Aminosalicylsäure hat sich bei dieser mäßig aktiven Form der Colitis als nützlich erwiesen und ist der früheren Behandlung mit Salazosulfapyridin ebenbürtig – mit dem Vorteil geringerer Nebenwirkungen.

Bei einer Entzündung, die sich nur auf den linken Teil des Dickdarms oder lediglich auf den Enddarm beschränkt, können im akuten Stadium sowohl 5-Aminosalicylsäure als auch Kortisonpräparate örtlich angewandt werden. Es stehen dazu Klysmen (z.B. Claversal®, Salofalk®, Pentasa®, Entocort®, Betnesol®) oder Hydrocortisonacetat-Schaum (Colifoam®) zur Verfügung. Für manche Patienten ist das Präparat auf der Basis eines Schaums verträglicher, insbesondere bei akuter Entzündung des Enddarms. Diese Medikamente werden vor dem Schlafengehen durch den After eingeführt und sollten möglichst lange im Darm verweilen, um ihre volle Wirksamkeit zu erreichen.

Bei Entzündungen der Enddarmschleimhaut können 5-Aminosalicylsäure-Zäpfchen (Suppositorien) angewandt werden. Diese Form der Behandlung ist bei umschriebener Entzündung der untersten Abschnitte des Enddarms sehr wirksam und verhindert bei langfristiger Anwendung das Wiederaufflammen der Entzündung. Nach Absetzen kommt es dennoch gelegentlich zu erneuten Beschwerden.

Bei sehr schwerer Colitis ulcerosa kann es notwendig werden, eine parenterale intravenöse Flüssigkeits- und Kalorienzufuhr einzuleiten und gleichzeitig Antibiotika einzusetzen. Diese schwere Form der Colitis wird als toxisches Megacolon bezeichnet, kommt jedoch heute nur selten vor. Bei einem Krankheitsverlauf mit unzureichendem Ansprechen auf Kortisonpräparate und Mesalazin kann zusätzlich zum Kortison eine immunsuppressive Therapie mit Azathioprin/6-Mercaptopurin angewandt werden; diese Kombinationsbehandlung mündet nach einigen Monaten in eine alleinige Therapie mit AZT/6-MP. Immunmodulatoren wie zum Beispiel Cyclosporin sind auch bei der fulmi-

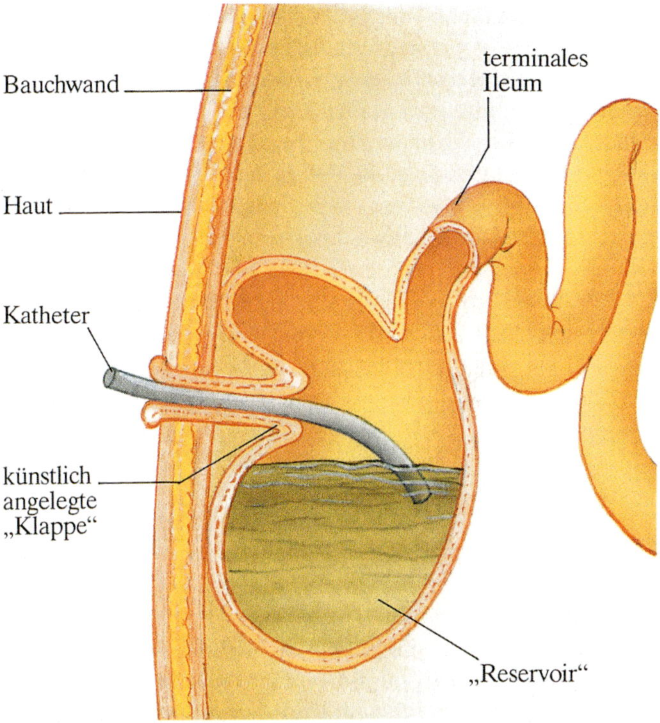


Abb. 18: Schema eines »kontinenten Stomas« nach Kock. Aus einer Dünndarmschlinge wird ein Reservoir angelegt, in das ein Nippel in Form eines Ventils ragt. Das Reservoir muss mehrmals am Tag mit einem Darmrohr entleert werden. Das Stoma ist mit einer Klappe oder einem Minibeutel abgedeckt. Diese Operation wird heute kaum noch durchgeführt

nanten Colitis ulcerosa mit Erfolg eingesetzt worden. Erste Daten weisen auch auf eine erfolgreiche Therapie der ansonsten therapierefraktären Colitis ulcerosa mit Infliximab hin.

Zur *Langzeitbehandlung* der Colitis ulcerosa jedweder Ausdehnung werden 5-Aminosalicylsäure-haltige Medikamente angewandt (heute überwiegend Mesalazinpräparate 1,5 g/Tag, früher Salazosulfapyridin 2 g/Tag). Es ist bewiesen, dass 5-ASA in der Lage ist, die Ruhephase der Erkrankung zu verlängern und den erneuten Entzündungsschub hinauszuzögern. Wie lange diese »Erhaltungstherapie« insgesamt durchgeführt werden muss, ist bisher nicht eindeutig geklärt. Möglicherweise führt die Langzeiteinnahme von 5-ASA-haltigen Präparaten auch zu einem verminderten Auftreten von bösartigen Tumoren im Dickdarm und Enddarm.

Die Dauerbehandlung sollte nicht unterbrochen werden, auch während der Schwangerschaft kann sie fortgesetzt werden.

Die regelmäßige Einnahme eines Medikaments zur Verlängerung der Ruhephase der Colitis ulcerosa und die sehr wirksame Behandlung mit Kortisonpräparaten bei erhöhter Krankheitsaktivität haben wesentlich dazu beigetragen, dass die meisten Patienten mit Colitis ulcerosa ein weitgehend normales Leben führen können und ihre Lebenserwartung im Vergleich mit der Normalbevölkerung nicht verkürzt ist. Eine Heilung der Colitis ulcerosa allein mit Medikamenten ist jedoch nicht möglich; vielmehr geht es darum, durch eine entsprechende Behandlung möglichst lange beschwerdefreie oder zumindest beschwerdearme Intervalle zwischen den Entzündungsschüben zu erreichen. Die konsequente Langzeitbehandlung mit 5-ASA-haltigen Medikamenten verringert langfristig möglicherweise sogar das Darmkrebsrisiko.

*Eine spezielle »Colitis-Diät« gibt es nicht.* Die Wirksamkeit spezifischer Diäten bei dieser chronisch entzündlichen Darmerkrankung ist jedenfalls nicht bewiesen. Es sollte eine normale gemischte Kost unter Berücksichtigung individueller Unverträglichkeiten verzehrt werden. Der Betroffene sollte nur das zu sich nehmen, was er verträgt, und diejenigen Speisen meiden, die ihm Beschwerden bereiten. Kommt es bei einem entzündlichen Befall des Enddarms zu Verstopfung mit gleichzeitigem Absetzen von Schleim, Eiter und Blut, so sollte die Ernährung ballast- und faserstoffreich gestaltet werden. Nur bei sehr schwerer Er-

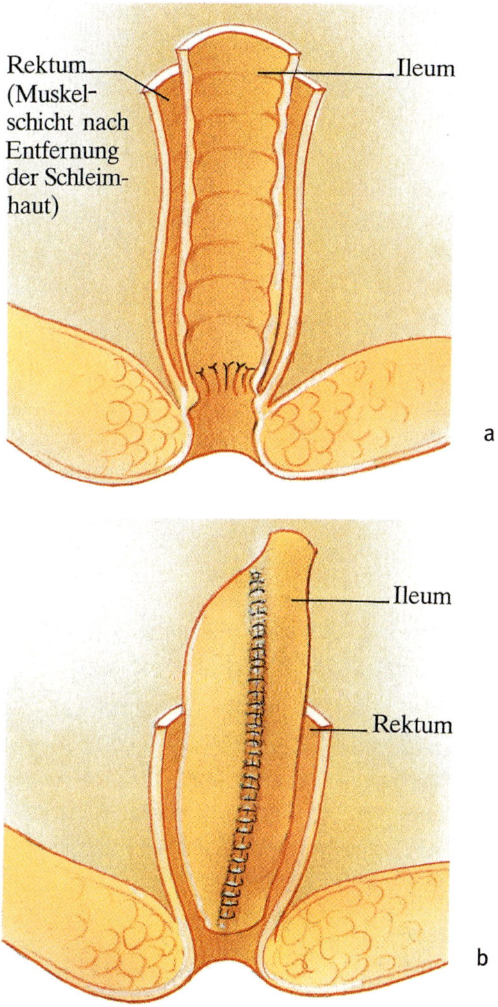


Abb. 19 a, b: Anlage eines Pouches. a. Der Dickdarm ist entfernt; vom Enddarm (Rektum) ist die Muskelschicht ohne Schleimhaut erhalten, der natürliche Darmausgang ist unverändert. b. Das Dünndarmreservoir ist angelegt und mit dem Rektum verbunden

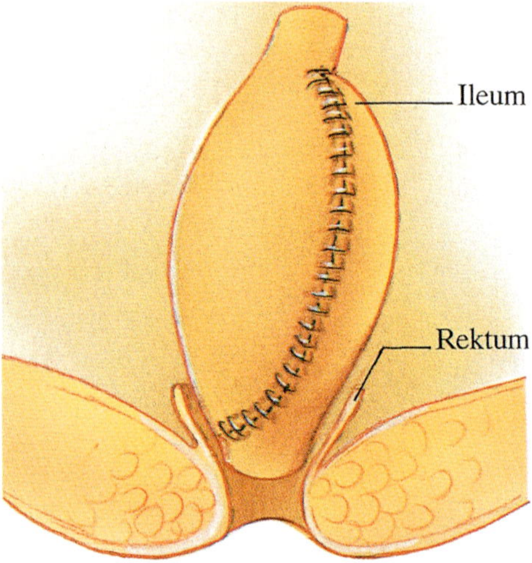


Abb. 19 c: Anlage eines Pouches. Das Dünndarmreservoir ist angelegt und mit dem Rektum verbunden

krankung wird es notwendig, eine vollständige Ernährung über die Vene mit Venenkathetern durchzuführen, um den gesamten Magen-Darm-Trakt »ruhig zu stellen«.

Die *chirurgische Behandlung* der Colitis ulcerosa ist nur dann indiziert, wenn mit den medikamentösen Maßnahmen allein die Beschwerden nicht beherrschbar sind, wenn es zu anhaltender Gewichtsabnahme, anhaltenden Durchfällen und schwerem Blutverlust über die entzündete Darmschleimhaut kommt. In dieser Situation führt die vollständige Entfernung des Dickdarms zur *definitiven Heilung* der Erkrankung und damit zur raschen Besserung. Für diese Patienten besteht heute die Möglichkeit, den natürlichen Darmausgang zu erhalten und aus zwei Dünndarmschlingen einen Pouch (ein Reservoir) anzulegen (vgl. Abb. 19). Allerdings setzt diese Operation eine besondere Erfahrung des Chirurgen voraus. Außerdem muss bedacht werden, dass es bei einem Teil der Patienten mit einem Pouch zu einer Entzündung in dem angelegten Reservoir kommen kann (»Pouchitis«); diese Entzündung wiederum kann mit Medikamenten (Metronidazol) in aller Regel erfolgreich behandelt werden.

Für manche Patienten ist die Dickdarmentfernung mit der Anlage eines endgültigen künstlichen Darmausgangs (Ileostoma) verbunden. Die frühere so genannte kontinente Ileostomie (vgl. Abb. 18) wird kaum noch durchgeführt.

In ausführlichen Gesprächen zwischen Patient, Hausarzt, Gastroenterologen und dem behandelnden Chirurgen muss entsprechend der jeweiligen individuellen Situation entschieden werden, ob und wann eine Operation angezeigt ist und welche Operation bei der speziellen Problematik des Patienten in Betracht kommt. Insbesondere bei jüngeren Patienten ist heute die Pouch-Anlage Methode der Wahl. Es muss jedoch vorher auch über die vorhandenen Komplikationsmöglichkeiten offen miteinander gesprochen werden.

# 16 Gibt es neue Entwicklungen in der Behandlung von Morbus Crohn und Colitis ulcerosa?

Obwohl 5-ASA-haltige Medikamente, Glukokortikosteroide (Kortisonpräparate) und Immunmodulatoren (Azathioprin u.a.) weiterhin die wichtigsten Medikamente in der Behandlung der chronisch entzündlichen Darmerkrankungen sind, zeichnen sich für die medikamentöse Behandlung dieser Krankheiten neue Entwicklungen ab.

### Budesonid

Dieses lokal wirkende Kortisonpräparat ist seit einigen Jahren eingeführt (Budenofalk®, Entocort®, Tabletten und Klysmen). Es kann zur Behandlung des mäßig aktiven Morbus Crohn (Tabletten) sowie zur Behandlung der linksseitigen Colitis ulcerosa (Klysmen) ohne wesentliche Nebenwirkungen eingesetzt werden. Die Wertigkeit einer Langzeittherapie mit dieser Substanz ist gegenwärtig noch nicht geklärt.

### Antikörper gegen Tumor-Nekrose-Faktor $\alpha$

*Tumor-Nekrose-Faktor* $\alpha$ ist der wesentliche Botenstoff des Körpers, der Entzündung *vermittelt*. Antikörper gegen Tumor-Nekrose-Faktor $\alpha$ werden seit einigen Jahren in klinischen Studien erfolgreich bei solchen Patienten eingesetzt, deren Darmentzündung mit den herkömmlichen Medikamenten nicht beherrscht werden kann. Komplexe Fistelerkrankungen konnten so durch wiederholte Gabe eines Antikörpers gegen Tumor-Nekrose-Faktor $\alpha$ (Infliximab) in ihrer entzündlichen Aktivität deutlich gebessert bzw. zumindest vorübergehend geheilt werden. Eine Langzeittherapie über mindestens ein Jahr scheint ebenfalls möglich. Infliximab – ein chimärer, also Mensch/Maus-Antikörper – ist sowohl in Europa als auch in Amerika zur Behandlung von rheumatoider Arthritis und therapieresistentem Morbus Crohn zugelassen. Ein humaner TNFα-Antikörper wird bereits getestet.

### Interleukin 10

*Interleukin 10* ist ein Botenstoff des Körpers, der Entzündung *hemmt*. Klinische Studien mit molekularbiologisch hergestelltem Interleukin 10 zeigten günstige Ergebnisse bei Patienten mit anhaltend hoher Krankheitsaktivität.

Weitere Cytokin- bzw. Anticytokintherapien sind in der Entwicklung.

### Omega-3-Fettsäuren (»Fischöl«)

Der Wert einer langfristigen Einnahme von Fischölpräparaten zur Verhinderung erneuter Krankheitsschübe ist umstritten.

### Boswelliasäure (Weihrauchpräparate)

Boswelliasäuren hemmen »Entzündungsstoffe«; sie stammen aus der indischen Volksmedizin. Ihre klinische Wirksamkeit ist bisher *nicht* ausreichend getestet und bewiesen. Eine einzelne, in Deutschland vor kurzem veröffentlichte Studie zur Remissionserhaltung bei Colitis ulcerosa weist für ein Weihrauchpräparat eine dem Mesalazin vergleichbare Wirkung nach. Weihrauchpräparate sind bislang in Deutschland als Arzneimittel nicht zugelassen.

### Probiotika

Dass die Darmflora (die üblicherweise im Darm des Menschen lebenden Mikroorganismen) einen wesentlichen Einfluss auf die Entzündung des Darms haben kann, ist seit langem bekannt. Tierversuche zeigten zweifelsohne die positive Wirkung bestimmter Mikroorganismen (z.B. Lactobacillus GG) auf die Entzündung des Darms. Auch beim Menschen konnte mit einer bestimmten Mischung verschiedener Mikroorganismen die Darmentzündung, z.B. bei chronischer Pouchitis, gebessert werden. Kontrollierte Studien konnten die Gleichwertigkeit einer Langzeittherapie mit Escherichia coli Nissle (Mutaflor) und Mesalazin hinsichtlich des Remissionserhalts bei Colitis ulcerosa nachweisen. Zukünftige Studien können möglicherweise die Probiotika als »soft drugs« zur Remissionserhaltung bei chronisch entzündlichen Darmerkrankungen etablieren.

### Chirurgie

Bei den chirurgischen Verfahren stellen die so genannte Strikturoplastik ohne notwendig werdende Entfernung eines Darmsegments und die Möglichkeiten einer Pouch-Anlage wichtige Erweiterungen der operativen Behandlungsmöglichkeiten dar (vgl. Abb. 19 und 20).

### Endoskopie

Kurzstreckig verengte Darmabschnitte, insbesondere Anastomosenstenosen (Enge an der neuen Verknüpfungsstelle, z.B. zwischen Dünn- und Dickdarm nach einer Operation), können heute endoskopisch mittels eines Ballons erweitert werden (Abb. 21).

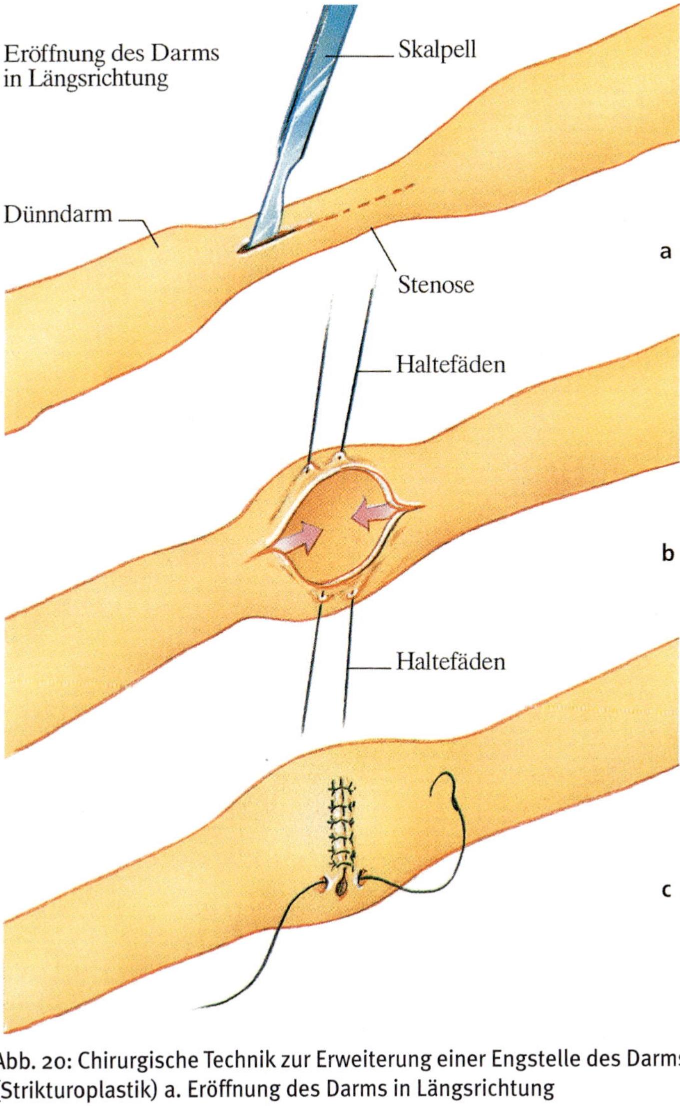


Abb. 20: Chirurgische Technik zur Erweiterung einer Engstelle des Darms (Strikturoplastik) a. Eröffnung des Darms in Längsrichtung
b. eröffneter Darm mit Haltefäden
c. Quervernähung, damit Erweiterung der Stenose

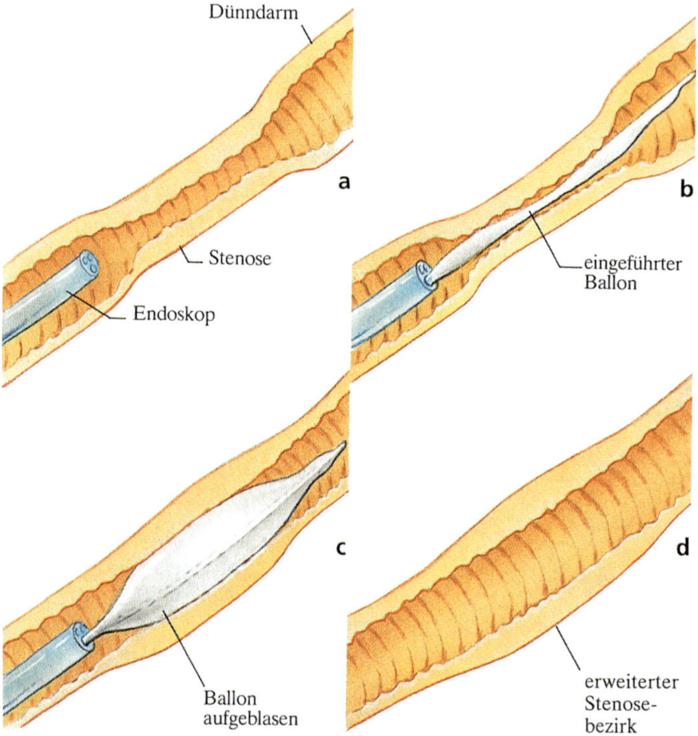


Abb. 21 a–d: Endoskopische Ballondilatation
a. Endoskop (Koloskop) vor der Stenose
b. Ballon, über Endoskop vorgeschoben und in der Stenose positioniert
c. aufgeblasener Ballon, der die Stenose aufdehnt
d. erweiterter Stenosebezirk nach Ballondehnung

# 17 Spielen psychische Faktoren eine Rolle bei chronisch entzündlichen Darmerkrankungen?

Ohne Zweifel spielen emotionale Faktoren (z. B. seelische Belastungssituationen, alltäglicher »Stress«, allgemeine Anspannung und Prüfungssituationen) bei Patienten sowohl mit Morbus Crohn als auch mit Colitis ulcerosa eine nicht unerhebliche Rolle. Seelische Einflüsse können beim Auftreten von Entzündungsschüben eine mitauslösende Wirkung haben.

Die häufig geführte Diskussion, ob seelische Faktoren für das Entstehen einer chronisch entzündlichen Darmerkrankung ursächlich mitverantwortlich sind, ist für die konkrete Situation wenig hilfreich und unergiebig. Vielmehr erscheint es wichtig, bei offensichtlichen seelischen Belastungen oder Tiefpunkten, bei Zuständen von Hilflosigkeit und Hoffnungslosigkeit eine entsprechende, eventuell psychotherapeutische Betreuung zu ermöglichen. Eine Hilfestellung zur Verarbeitung persönlicher oder familiärer Konflikte muss zur medikamentösen oder chirurgischen Behandlung öfters ergänzend hinzukommen. Probleme können für die Betroffenen bei der Bewältigung der Auswirkungen der Erkrankung auf das alltägliche Leben (Auswirkung der Krankheit auf den Beruf, die Ausbildung, die Familie und die Partnerschaft) entstehen. Entzündungsschübe mit ausgeprägten Bauchschmerzen und Durchfällen können zu einer schwerwiegenden seelischen Belastung führen. Die Arzt-Patient-Beziehung kann sowohl durch das Verhalten des Arztes als auch durch das Verhalten des Betroffenen selbst gestört sein (eigenständiges Absetzen von Medikamenten, Ablehnen geplanter Untersuchungen, Nichterscheinen zu vereinbarten Kontrolluntersuchungen). In allen diesen Situationen kann die begleitende Betreuung durch einen besonders ausgebildeten Arzt eine große Hilfe darstellen. Welche Form der zusätzlichen psychosomatisch orientierten Behandlung angewandt wird, muss von der jeweiligen individuellen Problematik abhängig gemacht werden. Die Möglichkeiten umfassen verhaltens- oder familientherapeutische Ansätze nebst übenden Verfahren und unterstützender Psychotherapie.

In diesem Zusammenhang kommt den Selbsthilfegruppen eine besondere Bedeutung zu. Sie können zur Aufhebung der Vereinsamung des Erkrankten beitragen, und das Vorbild anderer Betroffener kann für ihn eine Ermutigung bedeuten, mit der Erkrankung und ihren Folgen anders umzugehen als bisher.

Mit der Schwere und Dauer der Erkrankung kann die psychische Belastung der Betroffenen zunehmen. Dabei setzen sich die Patienten mit ihrer Erkrankung auf ganz unterschiedliche Art und Weise auseinander. Manche Menschen können mit ihrer Krankheit besser fertig werden als andere, die aufgrund ihrer Beschwerden zusätzliche seelische Belastungen erfahren. Wenn auch die medikamentöse und/oder chirurgische Behandlung immer im Vordergrund stehen muss, so stellen in der Psychosomatik ausgebildete Ärzte oder Psychotherapeuten bei der Behandlung von Morbus Crohn und Colitis ulcerosa eine wertvolle Ergänzung dar.

# 18 Welche Bedeutung haben Selbsthilfegruppen, und welche gibt es?

Als Ergänzung zum individuellen Arzt-Patienten-Kontakt wurden in den letzten Jahren vermehrt Selbsthilfegruppen, also Vereinigungen von betroffenen Patienten, gebildet. Bereits in den vierziger Jahren entstand die erste Selbsthilfegruppe von Patienten mit einem künstlichen Darmausgang. In der Bundesrepublik Deutschland gibt es seit 1972 die Deutsche Ileostomie-Colostomie-Vereinigung (ILCO), die sich vor allem der Patienten mit einem künstlichen Dünndarm- oder Dickdarmausgang annimmt. Eine zweite große Selbsthilfevereinigung hat sich mit der Deutschen Morbus Crohn/Colitis ulcerosa-Vereinigung (DCCV), dem Bundesverband für entzündliche Erkrankungen des Verdauungstrakts, gebildet. In dieser Vereinigung haben sich Patienten mit einem Morbus Crohn oder einer Colitis ulcerosa zusammengeschlossen, um ihre Interessen deutlicher zu vertreten und um durch Information und Erfahrungsaustausch unter Betroffenen gegenseitige Hilfestellung zu ermöglichen. Viele Patienten können von diesen Selbsthilfegruppen profitieren, zumal durch Kontakte unter Betroffenen die chronische Erkrankung nicht mehr als individuelles Schicksal aufgefasst werden muss und Möglichkeiten geboten werden, besser mit der Erkrankung zu leben.

## Ileostomie-Colostomie-Vereinigung (ILCO)

Die Deutsche Ileostomie-Colostomie-Vereinigung wurde im Januar 1972 gegründet und ist eine Selbsthilfeorganisation. Sie vertritt die Interessen von Betroffenen, d. h. Stomaträgern; sie leistet Beratung und ermöglicht den Erfahrungsaustausch über alle Problembereiche von Stomaträgern. Die Selbsthilfevereinigung gibt eine eigene Zeitschrift (»ILCO-Praxis«) heraus, erarbeitet selbst Informationsschriften, die sie an Interessenten weitergibt, und organisiert Vortragsveranstaltungen sowie Tagungen zu Stomaproblemen. In enger Zusammenarbeit mit Ärzten, Fachleuten der Stomaversorgung, Psychotherapeuten, Krankenpflegepersonal und Sozialarbeitern will die Selbsthilfevereinigung dazu beitragen, Stomaträgern die optimale Versorgung des künstlichen Darmausgangs zu ermöglichen sowie besonders beim Auftreten seelischer Probleme durch Beratung, Informationsvermittlung und Erfahrungsaustausch unter Betroffenen zu helfen.

Die Geschichte der Selbsthilfegruppen von Stomaträgern geht auf vier Betroffene zurück, die sich 1949 in Philadelphia (USA) trafen und die erste Stomaselbsthilfegruppe gründeten. Die Stomaselbsthilfevereinigung (»United Ostomy Association«) der USA und Kanadas umfasst gegenwärtig etwa 45 000 Mitglieder. Als erste europäische Gruppe wurde 1956 die Ileostomievereinigung in Großbritannien und Irland gegründet. Bald danach folgten weitere Gruppen in Dänemark, Schweden und den Niederlanden. In einer internationalen Stomavereinigung sind seit 1981 etwa dreißig nationale Selbsthilfevereinigungen zusammengefasst.

Diese Organisationen haben in den verschiedenen Ländern beträchtliche Informationen über Standard der Stomaversorgung, Behandlung, Ausrüstung und Versorgung von Stomaträgern gesammelt. Sie sind auch aktiv im Bereich der Interessenvertretung; sie bemühen sich um die Sicherstellung und den Ausbau der Rechte von Stomaträgern, zum Beispiel im sozialen Bereich. So beraten sie u. a. bei folgenden Fragen:

Ergeben sich Rechte auf Unterstützung nach dem Sozialhilfegesetz? Besteht Anspruch auf einen Schwerbehindertenausweis, und welche Vergünstigungen resultieren daraus? Welche besonderen Rechte bestehen im Berufsleben?

**Zusammenfassung**

Die Selbsthilfevereinigung der ILCO dient den Betroffenen, soweit dies möglich ist, ein normales Alltagsleben zu führen, sich mit Problemen des Stomas auseinander zu setzen und diese zu bewältigen. Sie hilft dabei sowohl im praktischen Bereich der Stomaversorgung als auch bei seelischen und sozialen Problemen des Stomaträgers.

# Informationen für Stomaträger

## Stomaschwester

In Kliniken und Sanitätshäusern gibt es speziell ausgebildete Stomaschwestern, die für die Betreuung von Stomaträgern zur Verfügung stehen und große Erfahrung vor allem in der praktischen Versorgung der Stomata haben. Aufklärung über die Möglichkeiten zur Versorgung des Stomas, praktische Anleitung und Informationen über die verschiedenen Materialien für die Stomaversorgung sind ihre Hauptaufgaben.

Informationen zu Stomaproblemen sind über die Deutsche ILCO zu beziehen:

ILCO-Bundesverband, Geschäftsstelle, Landshuter Str. 30
85356 Freising, Tel. 0 81 61/93 43 01/02, Fax 0 81 61/93 43 04

Die Internet-Seite der Deutschen ILCO bietet für jedermann schnelle und ausführliche Informationen zum Thema Stoma: http://www.ilco.de

## Informationsschriften zur Stomaversorgung (herausgegeben von der Deutschen ILCO)

Die Zeitschrift »ILCO-Praxis« erscheint vierteljährlich
Colostomie/Ileostomie – ein Leitfaden
Urostomie – ein Leitfaden
Irrigation – Darmspülung bei Colostomie
Stomaträger und Ernährung (Neuauflage August 2000)
Stomaträger – Schwerbehinderte mit Rechten und Ansprüchen auf soziale Hilfen
Die Versorgung des Stomapatienten – Fortschritte und Defizite (1992)
Die Rehabilitation des Stomaträgers (1998)
Stomawörterbuch – Stomabegriffe in 11 Sprachen
Stomaträger schlagen nach – Verzeichnis medizinischer Fachbegriffe

## Fachliteratur zum Thema Stoma

Peters-Gawlik, M.: Praxishandbuch Stomapflege – Verlag Hans Huber, Bern, 1998

Delbrück, H.: Künstlicher Darmausgang nach Krebs – Verlag W. Kohlhammer, Stuttgart, 1996

Feil, H.: Stomapflege – Enterostomatherapie – Schlütersche Verlagsanstalt, Hannover, 2002

Boelker, Th.,Webelhuth, W.: Durch dick und dünn – Verlag Vorsmanndruck Schmücker, Menden, 1996

Magazin Stoma + Inkontinenz, Zeitschrift für Pflege, Fortbildung und Berufspolitik, Hrsg. Fachverband Stoma + Inkontinenz e.V.

Ileostomie – Colostomie – Urostomie, Kommunikation zwischen Partnern, Hrsg. Bundesarbeitsgemeinschaft Hilfe für Behinderte e.V., Düsseldorf

Lust zum Leben – Erfahrungen von Stomaträgern (Neue Broschüre 2002), Deutsche ILCO, Freising

Huber, F.T.: Anus-praeter-Fibel. Versorgung von Ileostomie und Colostomie in der Praxis. Gustav Fischer, Stuttgart, 1991

## Deutsche Morbus Crohn/Colitis ulcerosa-Vereinigung (DCCV)

Die Deutsche Morbus Crohn/Colitis ulcerosa-Vereinigung (DCCV) ist der Bundesverband von Menschen, die an Morbus Crohn oder Colitis ulcerosa leiden. Diese Patientenvereinigung wird ausschließlich von den Betroffenen selbst organisiert.

Deutsche
Morbus Crohn/
Colitis ulcerosa
Vereinigung
DCCV e.V.

Abb. 22: Emblem der DCCV

Sie wird vertreten durch einen ehrenamtlich tätigen Vorstand; in den einzelnen Bundesländern sind Landesbeauftragte eingesetzt, um eine Verbindung zu den Betroffenen und den Ärzten zu vermitteln. Eine enge Zusammenarbeit mit den einzelnen regionalen Selbsthilfegruppen wird angestrebt. Als Mitglied ist die DCCV dem Deutschen Paritätischen Wohlfahrtsverband (DPWV) und der Bundesarbeitsgemeinschaft »Hilfe für Behinderte« (BAGH) angeschlossen. Über diese Spitzenverbände, deren Anliegen es ist, sich für die Betroffenen einzusetzen, soll der Stimme der Deutschen Morbus Crohn/Colitis ulcerosa-Vereinigung stärkeres Gewicht verliehen werden.

Im September 2002 bestand die DCCV zwanzig Jahre; ihr gehören inzwischen mehr als 16 000 Mitglieder an. Ein ärztlicher Beirat unterstützt die Tätigkeit der DCCV, insbesondere um die Informationen für Patienten, Ärzte und Öffentlichkeit sowie die Forschungsförderung zu verbessern.

## Die Ziele der DCCV sind:

- Persönliche Beratung und Unterstützung von Betroffenen und ihren Angehörigen
- Vermittlung von Kontakten zu Selbsthilfegruppen, Ärzten und anderen Spezialisten, Pflegepersonal, Krankenhäusern und Rehakliniken
- Hilfestellung bei Fragen und Problemen mit Krankenkassen, Sozial- und Rentenversicherungsträgern sowie Arbeitgebern
- Förderung und Unterstützung örtlicher Selbsthilfegruppen
- Die Kind-/Elterninitiative der DCCV nimmt sich der besonderen Probleme betroffener Kinder an und vermittelt Kontakte zwischen Eltern, die Rat suchen oder Rat geben können
- In weiteren Arbeitskreisen finden sich junge Erwachsene, Studenten, Betroffene mit Pouch, mit PSC und mit Fragen zu künstlicher Ernährung zusammen
- Die DCCV organisiert in enger Zusammenarbeit mit Ärzten Fortbildungsveranstaltungen und Arzt-Patienten-Seminare, die der weitgehenden Aufklärung über die Krankheitsbilder »Morbus Crohn« und »Colitis ulcerosa« und deren Erforschung dienen
- Ein Ziel der DCCV ist auch, die beiden Krankheitsbilder in der Öffentlichkeit bekannt zu machen und damit mehr Verständnis für die Betroffenen zu erreichen

- Die Vereinigung bemüht sich um die Erweiterung und Verbesserung der ambulanten und klinischen Versorgung bei den von diesen Erkrankungen Betroffenen
- In Kooperation mit Wissenschaftlern und Ärzten, die sich mit diesen Krankheitsbildern beschäftigen, bemüht sich die DCCV, die Forschung auf diesem Gebiet zu intensivieren und gibt Anregungen für neue Forschungsschwerpunkte. Seit 1992 werden jährlich Forschungspreise und Forschungsstipendien vergeben, mit dem herausragende Vorhaben klinischer Untersuchungen und grundlagenorientierter Forschung gefördert werden.

Wenden sich Interessierte an die DCCV, wird versucht, durch Weitergabe der Erfahrungen Betroffener Hilfe zu leisten. Broschüren der DCCV informieren zu Schwerpunktthemen wie Medikamente, Chirurgie/Pouch/Stoma, Begleiterkrankungen, Rehabilitation, Aufbau von Selbsthilfegruppen, sozialrechtlichen Fragen, Ernährungsproblemen sowie psychosomatischen Fragen.

Die DCCV strebt eine enge Zusammenarbeit mit jenen Ärzten an, die sich intensiv mit Problemen des Morbus Crohn und der Colitis ulcerosa beschäftigen und die auch ihrerseits die Arbeit der Selbsthilfegruppen unterstützen und begleiten. Ähnliches gilt für die Angehörigen des Pflege- und Sozialdienstes. Die Selbsthilfegruppen wollen nicht als Konkurrenz zur medizinischen Betreuung verstanden werden, sondern es geht ihnen um ein offenes, gemeinsames Bemühen um die Verbesserung der Situation der Betroffenen. Hier kann der Einzelne durch den Erfahrungsaustausch viel Unterstützung finden.

Durch verstärkte *Öffentlichkeitsarbeit* und direkte Kontaktaufnahme zu Versorgungsämtern, Rentenberatern und/oder Arbeitsämtern wird versucht, Kenntnisse über Charakter und Probleme des Morbus Crohn und der Colitis ulcerosa zu vermitteln und somit ein besseres Verständnis durch und für die Betroffenen zu erreichen.

Im Rahmen der *Öffentlichkeitsarbeit* soll ein breiteres Publikum über die beiden Krankheiten informiert werden; es sollen aber auch weitere Mitbetroffene auf die Arbeit der DCCV aufmerksam gemacht werden. Eine vierteljährlich erscheinende Verbandszeitschrift (»Bauchredner«, DCCV-Journal) informiert auf rund 150 Seiten über Veranstaltungen der Bundesvereinigung, berichtet über Neuheiten aus dem medizinisch-pharmazeutischen Bereich und soll als Sprachrohr für die Probleme und Belange der einzelnen Mitglieder dienen. Einmal jährlich findet eine Mitgliederversammlung statt, die mit einer Fortbildungsveranstaltung verbunden ist. Seit 1990 werden in allen Bundesländern vermehrt *Arzt-Patienten-Seminare* durchgeführt, die einen intensiven Dialog zwischen den Betroffenen und den Ärzten ermöglichen. Zahlreiche regionale Informationsabende und Veranstaltungen gemeinsam mit Krankenkassen haben ein großes Interesse der Patienten an mehr medizinischer Aufklärung gezeigt. Kontaktmöglichkeiten und aktuelle Informationen bieten auch die viel besuchten Internet-Seiten der DCCV: www.dccv.de.

Die *regionalen Selbsthilfegruppen* haben eine wichtige Funktion für jene Patienten, die an einem regelmäßigen Zusammentreffen mit anderen Betroffenen sowie an einem ständigen Erfahrungsaustausch interessiert sind. Jeder Betroffene hat dabei in seiner persönlichen Krankengeschichte die unterschiedlichsten Erfahrungen mit Krankheitssymptomen, Krankheitsverlauf, Medikamenten, Kliniken und Ärzten gemacht. Durch persönlichen Erfahrungsaustausch kann das Gefühl des Alleinseins mit der Erkrankung zurückgedrängt und ein anderer Blickwinkel zur Krankheit erreicht werden. Die DCCV vermittelt Kontaktadressen zu bestehenden Selbsthilfegruppen oder Personen, die entsprechende Initiativen entwickeln möchten.

*Selbsthilfegruppen* für Betroffene mit einem Morbus Crohn oder einer Colitis ulcerosa haben sich in vielen Orten Deutschlands konstituiert. Dabei versuchen sie, durch mitmenschlichen Kontakt besser mit ihrer Krankheit umgehen zu lernen. Wenn Betroffene mit einer Selbsthilfegruppe Kontakt aufnehmen, durchbrechen sie damit eine oft jahrelange Isolation. Sie sprechen dann zum ersten Mal mit ebenfalls an einem Morbus Crohn oder einer Colitis ulcerosa Erkrankten und hören deren Krankengeschichte. Das Gefühl des Alleinseins mit einer chronischen Erkrankung kann so gemildert werden. Die Selbsthilfegruppen stellen somit ein Angebot an diejenigen Betroffenen dar, bei denen der Wunsch nach mehr Kommunikation, mehr Wissen über die Erkrankung und nach einem besseren Umgang mit der Krankheit besteht. Auf diese Weise können Ängste vor den scheinbar erdrückenden Auswirkungen der Erkrankung abgebaut werden. Das Selbstwertgefühl kann wieder steigen, wenn man feststellt, dass auch andere Menschen in ähnlicher Weise erkrankt sind, und wenn man sieht, wie diese mit ihrer Erkrankung umgehen.

In den USA besteht mit der Crohn's and Colitis Foundation of America (CCFA) ebenfalls eine sehr große, professionell arbeitende und finanziell stark unterstützte Vereinigung von Betroffenen. Auch die CCFA tritt mit einer ganzen Reihe eigener und sehr guter Publikationen an die Öffentlichkeit, um neueste Informationen über die beiden Krankheitsbilder weiterzugeben und in der Öffentlichkeit Verständnis für die Betroffenen zu vermitteln. Wie bei der DCCV werden Forschungsprogramme direkt von der CCFA unterstützt.

In Europa haben sich im Herbst 1990 13 – inzwischen 19 – europäische Patientenvereinigungen in der EFCCA (»European Federation of Crohn's and ulcerative Colitis Associations«) verbunden.

Die *Deutsche Morbus Crohn/Colitis ulcerosa-Vereinigung (DCCV) e. V.* ist über ihre Geschäftsstelle in der Paracelsusstraße 15, 51375 Leverkusen (Tel.: 02 14/87 60 80, Fax: 02 14/8 76 08–88) zu erreichen. – E-Mail: info@dccv.de; Homepage: http://www.dccv.de

# 19 Literatur

## Patienteninformation

Bundesarbeitsgemeinschaft Hilfe für Behinderte (Hg.) (1998), Kommunikation zwischen Partnern, Morbus Crohn/Colitis ulcerosa. In: Schriftenreihe der Bundesarbeitsgemeinschaft Hilfe für Behinderte (Kirchfeldstr. 149, 40215 Düsseldorf), Band 245.

Malchow, H. (1990): Morbus Crohn. Ein Ratgeber für Patienten und ihre Angehörigen. Verlag Walter de Gruyter, Berlin, New York.

DCCV (Hg.) (1997): Chronisch entzündliche Darmerkrankungen Morbus Crohn/Colitis ulcerosa. Edition medpharm Scientific Publishers, Stuttgart.

Schreiber, S./Wedel, S./Schimmelpfennig, K./Heinlein, F.: Chronisch entzündliche Darmerkrankungen. CD-ROM, Walter de Gruyter & Co, Berlin 2001.

Stange, E.F.: Evidenz-basierte Leitlinie zur Diagnostik und Therapie der Colitis ulcerosa. Bauchredner 3/2001.

Reißmann, A./Fleig, W.E.: Leitlinien zur Therapie des Morbus Crohn. Bauchredner 3/2001.

## Broschüren der DCCV

Bei der DCCV sind u.a. qualitativ hochwertige und allgemein verständlich verfasste Broschüren erhältlich:

- Endlich eine Diagnose. Morbus Crohn, Colitis ulcerosa … und jetzt? (2002). Broschüre für Neubetroffene.
- Mein Bauch tut weh (2002). Broschüre für Kinder mit CED.
- Ernährung bei CED (2002).
- Schwangerschaft bei CED (2002).

- Begleiterkrankungen bei CED (2002).
- Schmerzen bei CED (2002).
- Komplementär-Medizin bei CED (2002).
- Leitlinien bei CED (2002).

Weitere Schriften und Informationsmaterialien können unter dccv.de/service bestellt werden. Die Schriften-Reihe wird fortgesetzt.

## Englischsprachige Patientenliteratur

Steiner-Grossmann, P./Banks, P.A./Present, D.H. (Eds.) (1992), The New People – Not Patients. A source book for living with inflammatory bowel disease. Kendall/Hunt Publishing Company. Dubuque/Iowa USA; zu beziehen auch über: Crohn's & Colitis Foundation of America (CCFA), Anschrift: 444 Park Ave. South, New York, NY 10016–7374; www.ccfa.org.

Brandt, L.J./Steiner-Grossmann, P. (1989), Treating IBD. A patient's guide to the medical and surgical management of inflammatory bowel disease. Raven Press, New York.

Hanauer, S.B./Kirsner, J.B. (1985), Inflammatory bowel disease. A guide for patients and their families. Raven Press, New York.

Banks, P.A./Present, D.H./Steiner, P. (1983), The Crohn's disease and ulcerative colitis fact book. Charles Scribner's sons, New York.

Stein, St.H./Rood, R.P. (1998), Inflammatory bowel disease: A guide for patients and their families. 2nd ed. Lippincott, Williams and Wilkins, Baltimore, Philadelphia, London, Sydney, Tokio.

Hervorragende **Patienteninformationen** liefern die bisher nur englischsprachig vorliegenden Broschüren der Crohn's and Colitis Foundation of America **(CCFA)**. Die Broschüren sind über die o.g. Foundation auch online zu erhalten.

Anschrift: **CCFA**, National Headquarters, 386 Park Avenue South, 17th Floor, New York, NY 10016–880, USA (Fax 212) 779–4098). E-Mail: info@ccfa.org. – Homepage: http://www.ccfa.org

## Auswahl einiger Monographien und Symposiumsbände zum Thema Morbus Crohn und Colitis ulcerosa, die zur Erstellung des Manuskripts herangezogen wurden


Crohn, B.B./Yarnis, H.: Regional ileitis. Grune & Stratton, New York, 1958.

Bayless, Th. M./Hanauer, S.B.: Advanced Therapy of Inflammatory Bowel Disease. B.C. Decker Inc. Hamilton, London 2001.

Kirsner, J.B.: Inflammatory Bowel Disease. W.B.Saunders Co., Philadelphia, London 2000.

Stange, E.F.: Colitis ulcerosa – Morbus Crohn Uni-Med Verlag Ag., Bremen 1999.

Stein, J./Dignass, A.: Chronisch entzündliche Darmerkrankungen. Springer Heidelberg 2001.

Caspary, W./Stein, J. (Hrsg.): Darmkrankheiten – Klinik, Diagnostik und Therapie. Springer Verlag, Berlin, Heidelberg, New York 1999.

de Dombal, M./Myren, J./Bouchier, I.A.D./Watkinson, G. (Hrsg.): Inflammatory bowel disease, some international data and reflections. Oxford University Press, Oxford, New York, Tokyo, 1986.

Hartmann, F.: Probiotika und Antbiotika bei chronisch entzündlichen Darmerkrankungen. In: Dignass, A./Stein, J. (Hrsg.): Chronisch entzündliche Darmerkrankungen. Springer, Heidelberg 2000.

Hartmann, F.: Verlaufskontrolle bei chronisch entzündlichen Darmerkrankungen. Deutsche Medizinische Wochenschrift; 22, 2001.

Hartmann, F: Colitis ulcerosa. In: Hahn EG, Riemann JF (Hrsg.): Klinische Gastroenterologie, Thieme, Stuttgart 1999.

Jenss, H. (Hrsg.): Morbus Crohn. Neue Therapieansätze, Behandlung von Komplikationen. Schattauer Verlag, Stuttgart, New York, 1990.

Plauth, M./ Jenss, H./ Meyle, J.: Oral manifestations of Crohn's Disease. An Analysis of 79 cases. J Clin Gastroenterol 1991; 13:29-37

Allan, R. N./Rhodes, J. M./Hanauer, S. B./Keighley, M. R. B./Alexander-Williams, J./Fazio, V. W. (Hrsg.): Inflammatory bowel diseases. 3rd ed. Churchill-Livingstone, Edinburgh, London, Melbourne, New York, 1997.

Goebell, H./Ewe, K./Malchow, H./Koelbel, Ch. (Hrsg.): Inflammatory bowel diseases. Progress in basic research and clinical implications. Kluwer Academic Publishers, Dordrecht, 1991.

Korelitz, B. I./Sohn, N.: Management of Inflammatory bowel disease. Mosby Year Book, St. Louis, Boston, Toronto, 1992.

MacDermott, R. P./Stenson, W. F.: Inflammatory bowel disease. Current Topics in Gastroenterology. Elsevier, New York, Amsterdam, London, Tokyo, 1992.

Targan, S. R./Shanahan, F.: Inflammatory bowel disease, from bench to bedside. Williams and Wilkins, Baltimore, Philadelphia, London, Sydney, Tokio, 1994.

Kornbluth, A./Sachar, D./Salomon, P.: Crohn's Disease. In: Sleisenger and Fordtran's Gastrointestinal and Liver disease. M. Feldman, B. F. Scharschmidt, M. H. Sleisenger 6th ed., W. B. Saunders, Philadelphia, London, Toronto, 1998, S. 1708–1734.

Jewell, D. P., Ulcerative Colitis. In: Sleisenger and Fordtran's Gastrointestinal and Liver disease, 1998, a. a. O., S. 1735–1761.

Adler, G.: Morbus Crohn und Colitis ulcerosa. 2. Auflage, Springer Verlag, Berlin, Heidelberg, New York, 1996.

Kosarz, P./Traue, H. (Hrsg.): Psychosomatik chronisch entzündlicher Darmerkrankungen. Verlag Hans Huber, Bern, Toronto, Seattle, 1997.

Jewell, D. P., B. F./Warren, N. J./Mortensen (Hg.): Challenges in inflammatory bowel disease, 2001. Blackwell Science Ltd., London.

Zeitschrift: Inflammatory bowel disease. Official Journal of the CCFA Inc. Vol 1, 1996 ff.

# 20 Glossar

Erklärung von Begriffen, die im Zusammenhang mit chronisch entzündlichen Darmerkrankungen (Morbus Crohn und Colitis ulcerosa) benutzt werden.

**Abszess**

Abgekapselte Eiteransammlung, die im Bauchraum, im Bereich des Mastdarmes oder des Afters bei Patienten mit einem Morbus Crohn entstehen kann; mit allgemeinen Zeichen der Entzündung, z.B. hohem Fieber, einhergehend.

**Adhäsionen**

Verwachsungen durch Narbenstränge, besonders beim Morbus Crohn auftretend und zwei benachbarte Darmschlingen verbindend.

**Aktivität**

Auch Krankheits- oder entzündliche Aktivität; Summe von Einzelbefunden, um den Grad der Entzündung beim Morbus Crohn abzuschätzen. Es gibt verschiedene Indizes, in die z.B. Häufigkeit von flüssigen Stuhlgängen, Grad der Bauchschmerzen, Körpergewicht im Verhältnis zur Größe, roter Blutfarbstoff und andere Befunde eingehen. Den Befunden werden Punktzahlen zugeordnet, deren Addition eine Gesamtsumme ergibt, die zur Entscheidung über Art und Weise der Behandlung herangezogen wird.

**5-Aminosalicylsäure (5-ASA)**

Antientzündlicher Wirkstoff, der direkt vom Darm aus auf die Schleimhaut wirkt. Stellt die wirksame Komponente des Salazosulfapyridins (Azulfidine, Colo-Pleon) dar. 5-ASA unterscheidet sich von Salazosulfapyridin durch die deutlich geringere Zahl unerwünschter Arzneimittelwirkungen. Handelspräparate: Claversal®, Salofalk®, Pentasa®, Asacolitin®, Dipentum®.

**Anämie**

Blutarmut; Verminderung der Zahl und/oder des Hämoglobingehaltes (»roter Blutfarbstoff«) der roten Blutkörperchen.

**Analabszess**

Eiteransammlung im Bereich des Darmausganges (siehe Abszess).

**Analfissur**

Schmerzhafter, geschwüriger, länglicher Einriss der Haut/-Schleimhaut der Aftergegend.

**Anastomose**

Operativ angelegte (neue) Verbindung, z. B. zwischen zwei Darmschlingen nach Entfernung eines entzündlich veränderten Darmabschnittes.

**Ankylosierende Spondylitis (Bechterew-Krankheit)**

Chronische, entzündliche Krankheit der Wirbelsäulengelenke (einschließlich des Bandapparates der Bandscheiben) und wirbelsäulennaher Gelenke (Rippen-Wirbel-Gelenke, Darmbein-Kreuzbein-Gelenk), die bei einigen Patienten mit Morbus Crohn oder Colitis ulcerosa begleitend auftreten kann. Die Erkrankung betrifft vorwiegend Männer vor dem 30. Lebensjahr; sie führt zu Schmerzen und Versteifungen in den genannten Gelenken, in deren Folge es zu einer typischen »Rundrücken«-Haltung kommen kann. Physikalische Maßnahmen (Krankengymnastik) und antientzündliche Medikamente kommen therapeutisch zur Anwendung.

**Aphthen**

Entzündliche Schleimhautveränderungen im Mund; sie können als Begleitphänomen beim Morbus Crohn auftreten und bestehen aus schmerzhaften, etwa linsengroßen geröteten Defekten der Schleimhaut, die zentral einen gräulich-gelben »Herd« aufweisen.

### Arthralgien
Schmerzen in den Gelenken, häufig begleitend vorkommend bei Patienten mit chronisch entzündlicher Darmerkrankung.

### Arthritis
Entzündliche Erkrankung der Gelenke; mit Schmerzen, Überwärmung, Schwellung und Rötung der Gelenke einhergehend.

### Astronautendiät
(auch **Elementardiät** oder **voll resorbierbare, chemisch definierte Diät**). Flüssige, teilweise synthetische, aus chemisch definierten Bestandteilen zusammengesetzte Nahrung, die im oberen Dünndarm vollständig aufgenommen wird und ballaststofffrei (schlackenfrei) ist. Die Astronautendiät ist so zusammengesetzt, dass die Nahrungsbausteine Kohlenhydrate, Eiweiße und Fette in kleinen Bruchstücken vorliegen und vom Dünndarm ohne Mithilfe von Verdauungsenzymen resorbiert werden. Dadurch kommt es zu einem Rückgang von Häufigkeit und Volumen der Stuhlgänge und somit zu einer Ruhigstellung des Darms. Alle lebenswichtigen Substanzen einschließlich Vitaminen und Spurenelementen sind in der Astronautendiät enthalten. Neben der Ruhigstellung des Darms kommt es zu einer Verbesserung des Ernährungszustands des Patienten. Wegen des schlechten Geschmacks muss die »echte Astronautendiät« über eine Sonde im Magen oder Zwölffingerdarm infundiert werden. Angewandt werden bei dieser Behandlungsform Produkte wie z. B. Peptisorb oder Survimed.

### Autoimmunität
Eine entzündliche Reaktion gegen körpereigenes Gewebe. Die Reaktion wird durch bestimmte Zellen (z. B. Lymphozyten) und verschiedene Botenstoffe vermittelt.

### Azathioprin
Immunmodulierender bzw. suppressiver Wirkstoff, der bei der Behandlung des Morbus Crohn eingesetzt wird, wenn Glukokortikoide versagen. Die Substanz kann die durch Kortison erreich-

te Ruhephase der Erkrankung stabilisieren und über Jahre verlängern und somit einen Kortison sparenden Effekt ausüben.

**Barium-Einlauf**
Röntgenuntersuchung des Dickdarms und Mastdarms; durch einen Schlauch, der in den Mastdarm eingeführt wird, läuft das Kontrastmittel Bariumsulfat in den Dickdarm. Nach zusätzlicher Luftinsufflation werden Röntgenbilder des Dickdarms angefertigt. Gewebeentnahmen sind bei dieser Untersuchung nicht möglich.

**Bechterew-Krankheit**
Siehe ankylosierende Spondylitis.

**Betamethason**
Spezielles Kortisonpräparat in Form von Klysmen; bei Entzündungen des Enddarms oder des linksseitigen Dickdarms im Rahmen einer chronisch entzündlichen Darmerkrankung örtlich anzuwenden (Handelsname: Betnesol-Klysmen).

**Biopsie**
Gewebeentnahme; bei der Dickdarmspiegelung oder der Magenspiegelung können kleinste Gewebeteile durch das Endoskop hindurch entnommen und unter dem Mikroskop untersucht werden. Diese Untersuchung ist zur Bestätigung der jeweiligen Diagnose unbedingt notwendig. Sie muss auch zum Ausschluss möglicher Zellveränderungen vorgenommen werden, z. B. bei regelmäßigen Kontrollen einer lange bestehenden Colitis ulcerosa.

**Budesonid**
Lokal wirksames Kortisonpräparat zur Behandlung des akuten Morbus Crohn und der linksseitigen Colitis ulcerosa. Gegenüber herkömmlichen Steroiden deutlich weniger Nebenwirkungen.

**CDAI (Crohn's disease activity index)**
Summe von Einzelbefunden, die bei unterschiedlicher Häufung zur Beschreibung der Aktivität der Crohn-Krankheit herangezo-

gen werden (z.B. Durchfallhäufigkeit, Grad der Bauchschmerzen, Fieber, Gewicht etc.). Es gibt verschiedene, nach ihren Beschreibern benannte Aktivitätsindizes, z.B. den BEST-Index oder den Index nach van HEES (siehe Aktivität).

**Cheilitis granulomatosa**
Beim Morbus Crohn selten auftretende Begleiterscheinung mit Schwellung von Teilen oder der gesamten Mundlippen.

**Ciprofloxacin**
Breitspektrum-Antibiotikum

**Colestyramin**
Medikament in Form eines Pulvers, das überschüssige Gallensäuren im Darm zu binden vermag. Die Gallensäuren können manchmal, besonders nach Darmoperationen mit Entfernung der letzten Dünndarmschlinge, zu Durchfällen führen (Handelsname: Quantalan).

**Crohn**
Burrill B. Crohn (1884–1983), New Yorker Arzt, der 1932 zusammen mit seinen Kollegen Ginzburg und Oppenheimer die »Ileitis regionalis« erstmals als eigenständiges Krankheitsbild beschrieb.

**Cyclosporin**
Immunsuppressiv wirkendes Medikament, das die Bildung von Entzündungsstoffen unterdrückt.

**Dysplasie**
Fehlgestaltung; Differenzierungsstörungen, z.B. von Zellen der Dickdarmschleimhaut, die nach Gewebeentnahmen unter dem Mikroskop erkannt werden können. Schwere Dysplasien können Hinweis auf eine Karzinomentstehung sein; sie müssen Anlass zu weiteren intensiven Kontrolluntersuchungen oder einem chirurgischen Eingriff sein.

**Elementardiät**
Siehe Astronautendiät.

### Endoskopie

Diagnostische Betrachtung (Spiegelung) von Körperhöhlen oder Hohlorganen (Speiseröhre, Magen, Zwölffingerdarm, Dickdarm) mit einem Endoskop, also mit einem Instrument, das mit Lichtquelle und optischem System ausgestattet ist (siehe Gastroskop, Koloskop).

### Enterale Heimernährung

Ernährung mit einer Elementardiät über einen längeren Zeitraum unter ambulanten Bedingungen. Die Nahrung wird von den Patienten selbst zubereitet und über eine Sonde, deren Spitze im Magen oder Zwölffingerdarm gelegen ist, mittels einer Pumpe kontinuierlich infundiert. Die Patienten können Pumpe und Infusionsbeutel in einer Tasche am Körper tragen und sind somit frei beweglich. Regelmäßige ärztliche Kontrolle ist dabei eine wichtige Voraussetzung.

### Entzündungsmediatoren

Substanzen (oft Eiweißstoffe), die von bestimmten Zellen gebildet werden und Teil des Entzündungsprozesses sind. Es besteht ein Netzwerk, in dem viele verschiedene Verbindungen unterschiedliche Zellen stimulieren, die dann ihrerseits weitere »Botenstoffe« freisetzen.

### Epidemiologie

Studium der Häufigkeit und Verteilung von Erkrankungen in der Bevölkerung.

### Erythema nodosum (»Knotenrose«)

Begleiterscheinung beim Morbus Crohn; schubweise auftretende, blaurote, schmerzhafte knotige Verdickung der Haut, besonders an den Unterschenkeln. Diese Hautveränderungen deuten meistens auf eine erhöhte Krankheitsaktivität hin und verschwinden nach intensivierter Behandlung, insbesondere unter Kortisongabe.

### Exazerbation
Neuerliche Verschlimmerung einer bereits bekannten Erkrankung, z. B. Zunahme der Beschwerden und Anstieg der Krankheitsaktivität beim Morbus Crohn; gleichbedeutend mit »entzündlichem Schub«.

### Extraintestinale Manifestation
Außerhalb des Darms auftretende Erkrankung, die begleitend bzw. in enger Verbindung mit den chronisch entzündlichen Darmerkrankungen entsteht (z. B. Gelenkbeschwerden, Hautveränderungen, Augenentzündungen etc.).

### Fissur
Länglicher, schmerzhafter, geschwüriger Einriss der Haut oder Schleimhaut; bei Morbus Crohn besonders im Afterbereich.

### Fistel
Abnormer röhrenförmiger Gang, der von einem krankhaft veränderten Hohlraum ausgeht und z. B. an der Körperoberfläche mündet oder zu einem anderen Hohlorgan verläuft. Beim Morbus Crohn gibt es Fisteln vom Darm zur Haut (enterokutane F.), Fisteln vom Darm zu Hohlorganen, z. B. der Harnblase (enterovesikale F.). Häufig sind beim Morbus Crohn Fisteln im Afterbereich, entweder blind endend oder mit Anschluss z. B. zum Mastdarm.

### Folsäure
Eine dem Vitamin-B-Komplex zugehörige Substanz; als unbedingt notwendiger Nahrungsbestandteil wichtig für die Blutbildung, besonders für die roten Blutkörperchen. Bei Patienten mit chronisch entzündlicher Darmerkrankung, besonders während einer Behandlung mit Salazosulfapyridin (Handelsname: Azulfidine, Colo-Pleon), kann es zu Folsäuremangel kommen. Auch während einer Schwangerschaft kann ein Folsäuremangel durch erhöhten Folsäurebedarf entstehen. Der Mangelzustand kann durch ein Medikament in Tablettenform (Handelsname: Folsan) korrigiert werden.

### Fulminant
Sehr heftig und plötzlich verlaufender Krankheitsprozess.

### Gastroenterologe
Zusatzbezeichnung für einen Internisten (Arzt für Innere Medizin), der besonders in der Diagnostik und Behandlung von Magen- und Darmkrankheiten sowie Erkrankungen von Leber- und Gallenwegen ausgebildet wurde.

### Granulom
Charakteristisches mikroskopisches Bild einer Zellanhäufung in der Darmschleimhaut beim Morbus Crohn; wird in der feingeweblichen Untersuchung ein typisches Granulom gefunden, gilt der Morbus Crohn als bewiesen. Allerdings lassen sich diese Veränderungen mikroskopisch nur zu einem bestimmen Prozentsatz nachweisen.

### Hämoglobin (Hb-Wert)
Roter Blutfarbstoff in den roten Blutkörperchen; kann als Ausdruck einer Blutarmut bei Patienten mit chronisch entzündlicher Darmkrankheit vermindert sein, z.B. durch Blutverlust über erkrankte Darmabschnitte.

### Hickman-Katheter
Spezieller Venenkatheter für die vollständige parenterale (intravenöse) Ernährung. Der Venenkatheter wird durch eine kleine Operation bei örtlicher oder vollständiger Betäubung über eine Vene am Hals oder unter dem Schlüsselbein in die obere Hohlvene eingelegt. Ein dickerer, äußerer Anteil des Katheters wird über eine Strecke von 10 bis 15 cm unter die Haut verlagert und meistens zwischen Brustbein und Brustwarze aus der Haut ausgeleitet. Die Zufuhr der Nährlösung kann dann über diesen Katheter erfolgen. Material und Bau des Katheters gewährleisten, dass er unter Umständen über Jahre hinweg seine Stabilität behält und somit eine langfristige intravenöse Ernährung ermöglicht. Dies betrifft nur einige wenige Patienten, besonders jene mit hochgradigem Kurzdarmsyndrom.

### Hydrocortisonacetat-Schaum

Ein besonderes kortisonhaltiges Präparat auf Schaumbasis für die örtliche Anwendung bei chronisch entzündlicher Darmerkrankung mit Befall des Enddarms oder linksseitigen Dickdarms. Die Belästigung durch eine größere, in den Mastdarm eingeführte Flüssigkeitsmenge, wie z. B. bei den Klysmen mit der Folge eines starken Stuhldrangs, entfällt bei diesem Präparat (Handelsname: Colifoam Rektalschaum).

### Idiopathisch

Ohne bekannte Ursache.

### Ileostomie

Herstellung eines künstlichen Darmausgangs unter Verwendung einer möglichst tiefen Dünndarmschlinge (Ileum) und Ausleitung durch die rechte Unterbauchwand (Ileostoma); wird bei Patienten mit schwerem Morbus Crohn des gesamten Dickdarms und ausgeprägter Fistelbildung im Mastdarmbereich oder bei Patienten mit totaler Colitis ulcerosa und langem Krankheitsverlauf angewandt.

### Ileozökalklappe

Klappe zwischen letztem Abschnitt des Dünndarms und dem Dickdarm.

### Ileozökalresektion

Chirurgisches Vorgehen bei Befall der letzten Dünndarmschlinge und des angrenzenden Dickdarmabschnitts beim Morbus Crohn; ein Teil der letzten Dünndarmschlinge und des aufsteigenden Dickdarmschenkels wird entfernt und eine neue Verbindung zwischen den Darmanteilen hergestellt.

### Ileum

Die letzten 100 cm des Dünndarms, im rechten Mittel- und Unterbauch sowie im kleinen Becken gelegen. Der Endabschnitt des Krummdarms (terminales Ileum) mündet in den Dickdarm.

### Ileumafter
Siehe Ileostomie; gleichbedeutend mit Ileostoma.

### Ileus
Darmverschluss, beim Morbus Crohn durch Verengung der Darmlichtung bedingt, hervorgerufen durch den chronisch entzündlichen Prozess mit narbiger Schrumpfung. Beim Ileus kommt es zur lebensbedrohlichen Unterbrechung der Darmpassage mit heftigen, krampfartigen (»wehenartigen«) Schmerzen und starker Dehnung der vor der Einengung gelegenen Darmschlingen. Meistens muss sofort eine Operation durchgeführt werden.

### Iliosakralgelenk
Kaum bewegliches Gelenk zwischen Kreuz- und Darmbein. Kann beim Morbus Crohn entzündliche Veränderungen zeigen und Ursache immer wiederkehrender Schmerzen sein. Gezielte Röntgenuntersuchungen der so genannten Iliosakralfugen können einen solchen Entzündungsprozess dokumentieren.

### Immunologie
Studium bestimmter körpereigener Reaktionen auf mögliche Krankheitserreger.

### Immunsuppressive Medikamente
Arzneimittel, die die körpereigenen Reaktionen auf Krankheitserreger unterdrücken (z. B. Azathioprin).

### Infliximab
Molekularbiologisch hergestellter chimärer (Maus/Mensch) Antikörper gegen Tumor-Nekrose-Faktor $\alpha$, der bei therapieresistentem Morbus Crohn und bei Colitis ulcerosa mit Erfolg eingesetzt wird.

### Interleukine
Botenstoffe, die von weißen Blutkörperchen gebildet werden und eine Entzündung modulieren.

### Kock-Tasche

Der aus Göteborg stammende Chirurg N. Kock beschrieb die Technik der Anlage eines »kontinenten Ileostomas«. Dabei legte er aus einer Dünndarmschlinge ein Reservoir an, in das ein Nippel in Form eines Ventils ragt. Der Patient muss das Reservoir mehrmals am Tag mit einem Darmrohr entleeren. Er kann dabei den Stuhl direkt in die Toilette ablassen. Das Stoma wird mit einer kleinen Klappe oder einem Minibeutel abgedeckt. Wird heute nicht mehr verwendet.

### Kolektomie

Entfernung des Dickdarms; bei Patienten mit totaler Colitis ulcerosa und langjährigem Verlauf oder bei Patienten mit schwerem komplizierten Morbus Crohn des Dickdarms als chirurgische Maßnahme angewandt.

### Koloskopie

Spiegelung des gesamten Dickdarms mittels eines flexiblen Endoskops (Koloskop); siehe Endoskopie, heute als Video-Koloskopie durchgeführt.

### Kolostoma

Chirurgisch angelegte Öffnung des Dickdarms mit Ausleitung nach außen durch die Bauchwand.

### Kontinentes Ileostoma

Siehe Kock-Tasche.

### Kortison

Antientzündlich wirkendes Medikament, das beim Morbus Crohn und der Colitis ulcerosa bei hoher Krankheitsaktivität eingesetzt wird und dabei gute Behandlungsergebnisse zeigt. Kortison entstammt den Glukokortikosteroiden, die als Hormone im Blut des Menschen vorhanden sind. Sie werden in natürlicher Form oder als synthetische Abkömmlinge als Heilmittel eingesetzt; häufig wird Prednisolon bei chronisch entzündlichen Darmerkrankungen angewandt. Als Tabletten, Zäpfchen,

Einlauf oder Rektalschaum sowie als intravenöse Gabe verfügbar.

### Laktasemangel

Verminderung oder Fehlen des Enzyms Laktase, das den Milchzucker aufspaltet. Der Dünndarm kann somit nicht den Milchzucker verdauen; es kommt nach Genuss von Milch zu schnell einsetzenden Durchfällen und Bauchschmerzen. Patienten mit einem Morbus Crohn können eine Milchunverträglichkeit entwickeln. Sie müssen dann Milch meiden; bereits vergorene Milchspeisen, wie z. B. Joghurt, sind jedoch verträglich.

### Leukotriene

Sehr wirksame chemische Verbindungen (»Mediatoren«), die während des Entzündungsprozesses freigesetzt werden und das Einwandern weißer Blutkörperchen (Leukozyten) an den Ort der Entzündung begünstigen.

### Leukozytose

Vermehrung der weißen Blutkörperchen; als Folge eines entzündlichen Prozesses bei Patienten mit chronisch entzündlicher Darmerkrankung auftretend.

### Meteorismus

»Blähsucht«; übermäßige Gasansammlung im Magen-Darm-Trakt, oft mit Auftreibung des Leibes und Bauchschmerzen verbunden.

### Methotrexat

Immunsuppressiv wirkendes Medikament, das bei therapieresistentem Morbus Crohn in 1x wöchentlicher Dosierung helfen kann.

### Metronidazol

Ein antibiotisch wirkendes Medikament, das besonders bei Patienten mit Morbus Crohn und Fisteln im Afterbereich günstige Wirkungen haben soll. Endgültige Aussagen dazu werden erst nach weiteren großen Untersuchungen möglich sein. Das Medikament muss, um wirksam zu sein, ausreichend hoch dosiert und lange genug eingesetzt werden. Regelmäßige ärztliche Untersuchungen, insbesondere neurologische Untersuchungen, sind dabei notwendig.

### Mucus

Schleim, weißlich-glasige Substanz, die von der Schleimhaut des Dickdarms gebildet wird und die deutlich vermehrt im oder auf dem Stuhl bei entzündlichen Veränderungen der Schleimhaut (z.B. bei der Colitis ulcerosa) gefunden wird.

### Ödem

Ansammlung von Gewebewasser, z.B. in den Unterschenkeln mit Schwellung der Beine; manchmal bei Patienten mit einem Morbus Crohn und ausgeprägtem Eiweißverlust über schwer entzündlich veränderte Darmabschnitte auftretend.

### Oxalatsteine

Nieren- oder Harnleitersteine, die aus Kalziumoxalat bestehen und bei Patienten mit einem Morbus Crohn auftreten können; sie sind Folge einer verminderten Aufnahme von Fettsäuren bei ausgedehntem Befall des Dünndarms oder nach Verlust größerer Dünndarmsegmente. Es kommt dabei zu einer vermehrten Aufnahme von Oxalsäure über die Darmschleimhaut. Die Behandlung besteht in oxalatarmer und gleichzeitig kalziumreicher Kost, um dadurch unlösliches Oxalat im Darm zu erzeugen, das nicht von der Schleimhaut aufgenommen wird.

### Parenterale Ernährung

Intravenöse Infusion aller Nahrungsbestandteile (Kohlenhydrate, Eiweiß, Fette, Vitamine, Spurenelemente) über einen Katheter; bei längerer Zufuhr über einen »untertunnelten Katheter« (siehe Hickman-Katheter). Diese Form der Behandlung zur Sicherstellung einer ausreichenden Kalorienzufuhr wird bei Patienten mit schwerer chronisch entzündlicher Darmkrankheit angewandt, die sich in schlechtem Ernährungszustand befinden, deren Darm vollständig ruhig gestellt werden muss oder die wegen ihres schlechten Zustandes für eine Operation über längere Zeit vorbereitet werden müssen. Diese »künstliche Ernährung« kann, wenn notwendig, über einen langen Zeitraum durchgeführt werden. Nach entsprechender Schulung der Patienten ist diese Form der Ernährung auch unter ambulanten Bedingungen möglich (parenterale Heimernährung). Regelmäßige ärztliche Kontrollen sind dafür unbedingte Voraussetzung. Eine Hauptgefahr bei dieser Behandlungsform besteht in Infektionen, die von dem Venenkatheter ausgehen können.

**Perforation**
Krankhafte, offene Verbindung zwischen dem Darminneren und der freien Bauchhöhle mit Austritt von Darminhalt; dadurch kann eine gefährliche Entzündung des Bauchfells entstehen. Sofortige Operation notwendig.

**Perianal**
Umgebung des Afters, die besonders bei Patienten mit einem Morbus Crohn entzündlich verändert sein kann, wobei Abszesse oder Fistelmündungen entstehen können.

**Peritonitis**
Entzündung des Bauchfells; als Komplikation nach einer Perforation des Magen-Darm-Trakts auftretend.

**Pouch**
Nach Entfernung des Dickdarms angelegtes »Reservoir« aus einer besonders vernähten Dünndarmschlinge, die mit dem Darmausgang verbunden wird. Es bleibt bei dieser Operation keine Dickdarmschleimhaut zurück. Der natürliche Darmausgang bleibt erhalten, ein dauerhaftes Stoma wird somit vermieden. Manchmal wird auch von einem ileo-analen Pouch gesprochen.

**Prednisolon**
Medikament aus der Gruppe der Kortisonpräparate (siehe Kortison).

### Probiotika
Probiotika stellen einen lebenden mikrobiellen Nahrungszusatz dar, der die Gesundheit fördert. Erreger wie Lactobacillus GG oder Escherichia coli Nissle werden heute therapeutisch bei chronisch entzündlichen Darmerkrankungen eingesetzt.

### Proktektomie
Chirurgische Entfernung des Enddarms.

### Proktokolektomie
Entfernung des gesamten Dick- und Mastdarms mit der Notwendigkeit zur Anlage eines permanenten Ileostomas.

### Prostaglandine
Mediatoren, die im Entzündungsprozess eine wichtige Rolle spielen und über die Darmschleimhaut Einfluss auf den Wasser- und Elektrolyt-Verlust haben.

### Pyoderma gangraenosum
Hauterkrankung, manchmal in Verbindung mit einem Morbus Crohn oder einer Colitis ulcerosa vorkommend; an Armen und Beinen auftretende, münzgroße oder größere Gewebeuntergänge, die in tiefere Hautschichten reichen können und unter Narbenbildung abheilen.

### Remission
Vorübergehendes Nachlassen chronischer Krankheitszeichen; gleichbedeutend mit Ruhephase der Erkrankung.

### Resektion
Operative Entfernung eines entzündlich stark veränderten Darmabschnitts und Herstellung einer neuen Verbindung, z. B. zwischen Dünn- und Dickdarm (Anastomose).

### Sakroileitis
Entzündung des Kreuzbein-Darmbein-Gelenkes, als Begleiterscheinung beim Morbus Crohn oder der Colitis ulcerosa vorkommend; kann durch Röntgenuntersuchung der Iliosakralfugen festgestellt werden.

### Salazosulfapyridin

Entzündungshemmendes Medikament, das früher beim Morbus Crohn mit Dickdarmbefall und bei der Colitis ulcerosa eingesetzt wurde. Um wirksam zu werden, muss das Medikament im Dickdarm durch Bakterien gespalten werden; erst dann wird die wirksame Komponente, die wahrscheinlich über lokale Mechanismen die Entzündung der Darmschleimhaut hemmt, freigesetzt. Das Medikament ist als Tablette, Dragee, Zäpfchen und Klysma verfügbar.

### Spurenelemente

Lebenswichtige anorganische Elemente, die in geringer Konzentration im menschlichen Körper vorkommen (z.B. Kobalt, Kupfer, Eisen, Mangan, Selen, Zink); bei Patienten mit chronisch entzündlicher Darmerkrankung und schlechtem Ernährungszustand können diese Elemente vermindert sein. Sie können z.B. mit der Elementardiät (Astronautendiät) zugeführt werden.

### Stenose

Durch den chronisch vernarbenden Krankheitsprozess beim Morbus Crohn entstandene Einengung des Darms; bei hochgradigen Stenosen besteht die Gefahr eines Darmverschlusses.

### Stoma

Vom Chirurgen künstlich geschaffene Hohlorganöffnung zur Körperoberfläche; z.B. Ausleitung der unteren Dünndarmschlinge im rechten Unterbauch (Ileostoma).

### Stomatitis aphthosa

Mit Aphthen einhergehende Entzündung der Mundschleimhaut (siehe Aphthen).

### Strikturoplastik

Chirurgisches Verfahren, bei dem ein kurzer stenosierter Darmabschnitt so eröffnet und vernäht wird, dass eine Erweiterung des Darmlumens resultiert, ohne dass das betreffende Darmsegment entfernt werden muss.

**Tumor-Nekrose-Faktor $\alpha$**
Ein Eiweißstoff, der, von weißen Blutkörperchen gebildet, Entzündung vermittelt.

**Vitamin $B_{12}$**
Für die Bildung der roten Blutkörperchen wichtiges Vitamin, das im Bereich des unteren Dünndarms (terminales Ileum) in den Körper aufgenommen wird. Bei ausgedehnten Operationen mit Verlust der gesamten unteren Dünndarmschlinge kann der Körper die Fähigkeit verlieren, Vitamin $B_{12}$ zu resorbieren. Dann muss dieses Vitamin durch intramuskuläre Injektionen in gewissen Zeitabständen ersetzt werden. Die Fähigkeit des Darms, das Vitamin aufzunehmen, lässt sich durch einen bestimmten Test (Schilling-Test) einfach untersuchen.

**Zytokine**
Eiweißkörper, die als »Botenstoffe« wesentlich an der Vermittlung des entzündlichen Prozesses beteiligt sind (z. B. verschiedene Interleukine).

# Sachverzeichnis